ÍNDICE

YOGA PARA PRINCIPIANTES

POSTURAS SIMPLES PARA CALMAR LA MENTE Y FORTALECER EL CUERPO

LUCÍA RUÍZ

INTRODUCCIÓN

Namasté es la forma de saludo más noble de un ser humano a otro y la forma en la cual quiero darte la bienvenida a este nuevo mundo que se presenta ante ti. Nada es casualidad y, si este libro ha llegado a tus manos ahora, es porque es el momento para que te adentres en esta nueva etapa.

Cuando sientes la necesidad de dar los primeros pasos en el Yoga, es importante que la escuches. Hay un dicho que dice que cuando el estudiante está listo, el camino se abre para él y, repito, no es casualidad que este libro en particular llegue a tus manos en este momento de tu vida. En mis más de 15 años de *reikista* y profesora de *Hatha Yoga*, acompañé a cientos de estudiantes en estos primeros pasos y, ahora, he condensado todo mi experiencia y conocimiento en este libro de manera clara y accesible, para que todo el mundo pueda beneficiarse de esta técnica milenaria que ha cambiado vidas.

La vida cotidiana tiende a imponernos un ritmo antinatural y es importante tener herramientas para poder balancear las necesidades del cuerpo, la mente y el espíritu. Si sientes que tu cotidianidad está dañando de alguna manera esta triada, quizás con lesiones, dolores, ansiedad y/o necesidades médicas que antes no tenías, el Yoga es la forma de devolverle a la entidad que somos la armonía perdida. Con el acompañamiento adecuado, encontrarás en el Yoga la forma de encontrarte a ti mismo, en la mejor versión de ti.

Te propongo encontrarte, conocerte y renacer, en una versión armoniosa, saludable y en paz. Explorarte en una versión energizada y dinámica sin estrés.

Es sabido que las disciplinas deportivas y de rehabilitación occidental tienen un desgaste de energía, mientras que el Yoga tiende a la generación y reconexión con nuestra propia energía. La paz es un estado dinámico, donde se obtiene el mayor potencial del cuerpo, la mente y el espíritu.

En las siguientes páginas, te propongo adentrarte con el acompañamiento de mi guía experimentada, en un nuevo mundo lleno de posibilidades.

Los próximos capítulos están pensados para que tengas un claro y fácil acceso a qué es el Yoga y a los diferentes tipos de Yoga. Aprenderás los beneficios para la salud psicobiológica que tiene esta práctica. También te guiaré en los preparativos para iniciar la práctica del Yoga, dándote los consejos que nadie más tiende a considerar al iniciarse en un camino tan íntimo y profundo. Mi interés es que puedas apropiarte de las técnicas y encontrar goce en su práctica. La plenitud acompañará tu transitar y quiero que tomes cada avance como un triunfo.

Veremos de forma fácil y didáctica las posturas básicas, trabajaremos instrucciones específicas y las precauciones que debes tomar para poder realizarlas; prepararemos el cuerpo y la mente para acceder a otros estados y alcanzar la plenitud de la meditación. El *Hatha Yoga* tiene esta característica distintiva, de iniciar el camino en lo tangible y avanzar hacia lo espiritual desde un mejor entendimiento del cuerpo.

Este libro está pensado para todo el mundo, sin importar el estado físico preexistente. Léelo al ritmo que tu cuerpo y espíritu te lo pidan, no hay plazos ni exigencias al iniciarse en el camino yogui. Lo único que el Yoga te pedirá, es que lo practiques y que reserves un espacio de tu semana para ti, para reconectar con las necesidades de tu cuerpo y tu espíritu.

El Yoga, según los hindúes, no tiene principio ni final. Siempre existió y siempre existirá, así que nunca te vas a apresurar para alcanzar una posición. Permite que este conocimiento fluya conforme lo vayas experimentando y vuelve, relee las partes que te atrajeron y las que ignoraste en una primera lectura

Para facilitar la inmersión, las primeras posturas que practicaremos serán básicas y de pie. Después trabajaremos la espalda, la columna vertebral, que es el centro de nuestro cuerpo, y dedicaremos un capítulo específico a las posturas para enfriar el cuerpo y el placer que provocan.

Cuando tengas dominado lo básico, podremos adentrarnos en las secuencias del Yoga, la meditación más habitual y las meditaciones con *mantras*. Las meditaciones te permitirán una exploración más completa y profunda de tu percepción y del mundo que te rodea, la preparación física del Yoga nos irá llevando hacia la meditación y los beneficios mentales y físicos que produce. Todo el contenido de este libro apunta a que logres mejorar tu calidad de vida, que encuentres respuestas a las preguntas que te atormentan y desarrolles herramientas que te permitan superar el estrés diario para vivir una vida plena. Vivir la vida plena, rica, sana y provechosa que siempre estuviste destinado a vivir.

Me honra poder acompañarte en este camino, en esta transformación... en este redescubrirte y ayudarte a trabajar la mente y el espíritu a través de reconectarte con el cuerpo. Sin más preámbulos y nuevamente: *namaste*.

Lucía Ruíz

UNO

¿QUÉ ES EL YOGA?

Cuando hablamos de Yoga, nos referimos a un regalo ancestral, tradicional e inestimable proveniente de la India. Es una ciencia perfecta que considera a los seres humanos bajo todos los aspectos.

La palabra Yoga significa literalmente *unión*, proviene del sánscrito y también puede entenderse como *sostener* o *alinear*, pero las traducciones literales quedan cortas en relación a la enormidad que abarca el Yoga. Esta disciplina entiende al ser humano como una unidad y es un ejercicio holístico que permite también la armonía con la naturaleza y las energías primigenias.

La armonía y unión que propone el Yoga, es con el yo más profundo de cada uno, inicia con una reconexión con el cuerpo y un despertar de las energías dormidas, alcanzando la plenitud de la meditación y la felicidad mediante la práctica.

Muchos libros y otros maestros creen que serán más claros o llegarán mejor al estudiante que da sus primeros pasos, al utilizar muchas palabras en sánscrito y volcar todo el caudal del vocabulario de una disciplina rápidamente en él. Como este libro quiere ser accesible, entiendo que ya habrá tiempo para manejar las especificidades de términos de la disciplina. Mi intención con estas palabras es guiarte en empezar a sentir y vivir el Yoga, seleccionando sólo la esencia de los conocimientos y la manera de aplicarlos, más que brindar solo un desborde de palabras nuevas para ti, descuidando así su significado profundo.

Conforme vayamos avanzando en las páginas de este libro, iré sumando más palabras nuevas para ti de manera gradual. Por lo cual no te aconsejo saltar entre capítulos, a menos que tengas una clara idea de que lo que estás buscando y a qué capítulo quieres dirigirte.

Lo principal y más importante que quiero transmitirte con estas palabras es que el Yoga es para ti. Los hindúes consideran al Yoga propiedad de la humanidad, todos podemos acceder a él, y todos nos vemos beneficiados de su práctica y de su propuesta de vencer el apego físico mediante la reconexión. El Yoga y la meditación en que desemboca, son modos de vida donde se despierta algo en nosotros. Una percepción diferente que renueva el mundo en el que vivimos.

El origen del Yoga

El Yoga tiene su origen en el territorio de la actual India. Historiadores occidentales intentaron datarlo hasta el siglo XVII a. C., por encontrar grabados y figuras arqueológicas que representan posturas asociados al Yoga. Aunque los *Yoga-sutra* son los textos fundacionales del Yoga y fueron escritos por el maestro Patañyali en el siglo III a. C.

Igualmente, y como adelanté en la introducción, los hindúes consideran que el Yoga es eterno y que, por lo tanto, no tiene principio ni final.

Por su parte, el *Hatha Yoga* puede rastrearse hasta los tres textos antiguos a los que se les adjudica el inicio de esta práctica del Yoga en particular: *Hatha Yoga Pradipika* de Suami Suatmarama que data del s. XV, *Gheranda Samhita* de autor desconocido y de finales del s. XVII y el *Shiva Samhita*, también de autor desconocido y escrito en el s. XVII o en el XVIII.

Los tipos de Yoga

Como con la mayoría de las prácticas, con los años y la diversificación de los intereses con los cuales los practicantes se acercaron a Yoga, empezaron a distinguirse y a crearse diferentes escuelas o tipos de Yoga. Si bien la misión final de todos estos tipos de práctica es la liberación y la unidad, difieren en las formas de acercamiento.

Actualmente y en occidente, los tipos de Yoga más conocidos son: el *Ashtanga*, el *Vinyasa*, el Yoga Restaurativo, el *Iyengar*, el *Bikram*, el *Kundalini*, el *Yin Yoga* y el *Hatha Yoga*.

El *Ashtanga* Yoga es también conocido como el Yoga de los ocho caminos o los ocho miembros, trabaja fuertemente los ocho miembros explicados en el subtítulo siguiente y, pese a su gran difusión en occidente, requiere un compromiso difícil de compatibilizar con la vida moderna a la que estamos habituados. En la India *Ashtanga* Yoga es sinónimo de Yoga.

El *Vinyasa* es una variante del *Ashtanga* Yoga, pero que trabaja las posturas con mucha más fluidez. Es un Yoga más dinámico y menos pausado.

El Yoga Restaurativo, por el contrario, y como su nombre lo indica, tiene una fuerte impronta hacia la salud, la relajación y el estiramiento del cuerpo. Es una práctica pausada y se vale de apoyos físicos, es una derivación del

Yoga creado por el maestro Bellur Krishnamachar Sundararaja Iyengar.

El Yoga *Iyengar*, del que deriva el Restaurativo, es un Yoga que también incluye soportes como sillas, cilindros de Yoga y otros aditamentos para facilitar el alcance de las posturas. Es un Yoga fuertemente físico, con una intensidad mayor a la de Yoga Restaurativo.

El *Bikram* Yoga deriva del énfasis que hace el *Hatha* Yoga en las posturas físicas, pero además realiza la práctica en un en un ambiente calentado a 40 °C ($\approx$105 °F) con una humedad del 40%. Por eso resulta difícil sacarlo de los gimnasios especializados.

El *Kundalini* es una versión tántrica y mucho más espiritual, con un fuerte énfasis en los últimos 3 caminos de Yoga, mientras que el *Yin* Yoga hace un fuerte hincapié en la meditación.

Como dije en la presentación, soy maestra de *Hatha Yoga* y por eso dejé su desarrollo para el final de esta introducción. El *Hatha Yoga* es la forma en la cual decidí iniciar mi recorrido por los ocho caminos, miembros o ramas del Yoga. Mi acercamiento a esta práctica del Yoga inició hace casi 30 años. No tuve una formación de niña como es tradicional en India, sino que me inicié bastante pasada mi adolescencia y curiosamente también por la llegada un libro a mis manos.

Un libro escrito por un psicólogo español llegó a mis manos mientras estudiaba y buscaba formas de compatibilizar una vida adulta, que todavía me resulta abrumadora, con la necesidad de reconectarme con mi cuerpo. En mi primera lectura, en parte leída en medios de transporte, en parte en horas robadas al sueño, me enteré de la existencia del *Hatha Yoga*. El acercamiento a la unión que se propone por parte del *Hatha Yoga* es, quizás y para mí, la más tangible de todas. Busca desde un control externo e interno alcanzar la propuesta del Yoga. Funciona mediante la utilización y exploración del cuerpo en diferentes posturas, alcanzando ciertos estados de conciencia deseados.

Su nombre viene de *"Ha"* significa "Sol" y *"Tha"*, que significa "Luna", por lo tanto el *Hatha Yoga* vendría a ser la unión de el lado luminoso y más visible, representado por el sol, con la luna, que vendría a representar la parte oculta y receptora de esa luz.

Los 8 miembros del Yoga

Aunque dije que voy a tratar de mantener al mínimo la terminología específica, porque su lectura puede hacerse pesada, quisiera introducirte en este primer capítulo a lo más esencial para facilitarte más adelante la comprensión.

Tradicionalmente se habla de 8 miembros del Yoga, también de 8 ramas o caminos que lo componen, para entender mejor esta construcción quiero valerme de la metáfora del gran maestro yogui Bellur Krishnamachar Sundararaja Iyengar, conocido como B. K. S. Iyengar y a quien puede atribuirse parte de la llegada del Yoga a occidente.

Según la enseñanza de este gran maestro, podemos entender el Yoga como un árbol. Y está compuesto por diferentes partes o miembros como un ser vivo, donde la suma de sus partes conforman un conjunto maravilloso con funciones que exceden lo que podría ser un solo miembro. Si entendemos el Yoga como un árbol, con raíz, tronco, ramas, hojas, corteza, savia, flores y frutos, estamos más cerca de entender al Yoga como un todo, al cual podemos acercarnos desde uno de sus miembros mientras no neguemos la totalidad.

Lo primero de lo que quiero hablarte es del *Yama*, que podría asimilarse a la raíz del árbol al que nos referimos. Tanto este miembro como el siguiente, *Niyama* —que podría entenderse como el tronco—, refieren a preceptos éticos internos y externos. Están más presentes en otras formas de acercamiento al Yoga que en *Hatha*, pero nunca dejan de ser parte del Gran Árbol. Personalmente, considero que la claridad de estos conceptos viene después de iniciarse en la práctica, son una consecuencia y no necesariamente un requisito inicial, si bien hay prácticas del Yoga más ligadas *Yama* y al *Niyama*, el *Hatha Yoga* tiene un acercamiento especial.

Este acercamiento es la razón por la cual resulta mucho más accesible para occidente. El *Hatha Yoga* propone acercarse al árbol de Yoga desde sus ramas, que serían los *Asanas* del Yoga. Los *Asanas* son las posturas físicas que debe adoptar el practicante de Yoga, algunas veces se incluyen movimientos de transición, pero como las ramas de un árbol, los *Asanas* es lo más visible y lo que resulta más fácilmente asir al iniciarse. Este libro te pondrá a disposición, los *Asanas* iniciales para que puedas ir entrenando cuerpo, mente y espíritu. Además, como el Yoga propone un deshacerse de los pensamientos innecesarios y volver a las bases de reconexión del ser humano con lo natural, las ramas del árbol del Yoga parecen la opción más divertida para sacar a nuestro monito interno y empezar a ascender.

Siguiendo con nuestra metáfora arbórea, *Pranayama* son las hojas del Yoga. Este camino se refiere a la respiración, algo sumamente importante para esta disciplina. El Yoga sin la respiración adecuada, es un árbol pelado y sin hojas. Así como el árbol obtiene luz solar para sobrevivir por sus hojas, el practicante de Yoga obtiene su energía vital de la respiración.

Incluso para quienes tienen problemas físicos que les impiden iniciarse en los *Asanas*, la práctica yogui de la respiración genera un impacto positivo en su salud física y mental. Como la respiración resulta absolutamente inescindible de la práctica de los *Asanas*, es que el conocimiento sobre cómo respirar no está ubicado en un capítulo individual sino que resulta transversal a toda la práctica y podrás encontrar instrucciones dentro de los capítulos específicos, dedicadas únicamente a guiarte en el proceso de practicar *Pranayama*. Con práctica y dedicación, podrás incluir esta forma respirar en tu día a día.

No es necesario tirarse al piso y realizar una secuencia de Yoga completa, para estar practicando Yoga. A veces con recuperar la consciencia y control de nuestra respiración en una situación estresante, ya estamos incluyendo prácticas del Yoga en nuestro día a día y recibiendo sus beneficios. Es importante tener en cuenta, que si bien un árbol puede sobrevivir el otoño sin hojas; un árbol eternamente sin hojas es solamente un pedazo de madera. Un ser humano sin *Pranayama*, sin respiración, es sólo un pedazo de carne.

Como seres humanos tenemos la posibilidad y necesidad de respirar siempre, de practicar *Pranayama* todo el año y de nutrirnos de la energía del sol, del aire y de nuestro entorno en todo momento. Manejar y conocer nuestra respiración es esencial para el aquí y el ahora, para el asentarnos en nuestro cuerpo y nutrir nuestro espíritu.

Pratyahara es el siguiente camino del Yoga, la corteza del árbol. Vivimos en una sociedad donde nos bombardean continuamente con sonidos, imágenes, productos; donde somos concebidos como consumidores y usuarios más que como seres en armonía con nosotros y nuestro entorno. *Pratyahara* es el camino del Yoga por el cual se aspira a controlar los sentidos, a evitar o navegar la sobrecarga sensoriales en paz, en armonía y en calma.

Así como la corteza protege al árbol, el *Pratyahara* nos protege y nos permite alcanzar el estado mental necesario para la buena práctica del Yoga.

Dharana es la savia que fluye por las venas del árbol, se refiere a nuestra capacidad de focalizar. Es la concentración necesaria para poder practicar un buen Yoga, es la contemplación de los pensamientos propios comunes como espectador o de un objeto hasta las abstracción

Le sigue *Dhyana*, que es la meditación. El séptimo paso hacia la plenitud o el séptimo camino y, en nuestro árbol, es representado por las flores. Desarrollaremos la meditación y técnicas de meditación en el Capítulo 9, pero para los practicantes religiosos o los ateos, es importante recordar que el Yoga no es un camino de adoración, sino que es un camino de autodescubrimiento. Esta disciplina es perfectamente compatible con cualquier pertenencia o postura religiosa, y la meditación es una búsqueda del centro y un viaje interior compatible con todas las prácticas.

Finalmente, llegamos al último camino: *Samadhi*. Y cómo de un árbol se tratara, el último estadio son los frutos. El *Samadhi* es el estado de conciencia alcanzado durante la meditación, un estado de paz y de pertenencia con el universo, es el fruto de haber recorrido los ocho caminos del Yoga.

Para el practicante inicial, esto puede verse sumamente abrumador, pero se trata de caminos que se pueden recorrer toda la vida. El Yoga es una disciplina que puede y debe acompañarnos siempre para alcanzar la plenitud espiritual que propone. También podemos nutrirnos de las partes que son de nuestro interés en un momento dado en nuestra vida y explorar otras ramas en otro momento.

Incluso una práctica básica de las posturas y la respiración, genera un importante impacto positivo en la salud física y mental. No es necesario convertirte en un yogui, vestir túnicas y mudarte a la India, para hacer del Yoga algo importante en tu vida y algo sanador a lo que le abres las puertas de tu hogar.

De hecho, es preferible que practiquemos Yoga con nuestras circunstancias y sin renegar de ellas, porque en un ambiente ideal la frustración de no alcanzar la armonía puede ser abrumadora. Las personas siempre dicen: "voy a empezar cuando tenga tiempo", "me pondré a hacerlo cuando termine una mala influencia en particular", "cuando me libre de mi jefe o de mi vecino ruidoso, cuando me separe o cuando cambie de auto", pero las herramientas para alcanzar la armonía y la tranquilidad las construimos dentro de nosotros mismos. Tienes el poder de forjar tu propia paz interior, porque es interior y no depende para nada del exterior o de las circunstancias.

En el capítulo siguiente, empezaré a introducirte en los *Asanas*, las ramas del árbol de Yoga. Puede ser un camino inicial o el camino principal que tus circunstancias te permitan practicar, pero como todos los caminos, requieren disciplina y compromiso, y traen en sí la posibilidad de llevarte más lejos.

Los beneficios del Yoga

El Yoga es una práctica conocida por sus grandes y profundos beneficios para la salud física y mental, la práctica de los *Asanas* produce una gran mejora en la flexibilidad del cuerpo, ayudando a trabajar la postura y mejorar el equilibrio.

Este equilibrio físico, ayuda a mejorar el balance del cuerpo y a ganar estabilidad al caminar, siendo muy recomendable para personas mayores o con problemas de equilibrio. La práctica regular del Yoga también ayuda a mejorar la circulación, al poner en movimiento partes del cuerpo que normalmente mantendrías en estado de reposo. Hay que recordar que Yoga es una práctica integral, por lo tanto pone todo el cuerpo en funcionamiento.

Como disciplina física y mental, ayuda en el manejo y alivio del dolor, y mejora la concentración. Nada como una buena práctica de Yoga, entre tareas extenuantes para la mente como son el trabajo o el estudio, para lograr una visión fresca y despejarse del estrés producido por la vida diaria. El Yoga mejora la paciencia, el entendimiento, trae aparejada claridad mental y nos libra de los pensamientos nocivos, que tanto daño le hacen a la mente y al cuerpo. Por eso también mejora el descanso y ayuda a dormir mejor. Una mente en armonía es una mente sana.

Como vimos en el punto anterior, la respiración es sumamente importante para el Yoga. Por lo cual, una práctica adecuada mejora la oxigenación del cuerpo y el trabajo de los pulmones.

Los beneficios del Yoga son tan incontables, que incluso mejoran los procesos internos como la digestión y genera una reconexión con las necesidades del cuerpo. Es normal que el practicante de Yoga —el practicante intensivo—, reconozca nuevas inquietudes alimenticias, reconectando con los mensajes que el cuerpo manda de necesidades nutricionales. Un cuerpo con una mente en armonía y un cuerpo en armonía, es un ser en su máximo potencial y necesita las mejores fuentes de combustible.

Una pregunta que me hacen los que se inician en la práctica del Yoga, es si es un ejercicio con el que bajaran de peso. El Yoga pone en juego todos los procesos fisiológicos del cuerpo, es un gran activador de los músculos y ayuda a desarrollar fuerza física, por lo cual, con una dieta adecuada y escuchando las necesidades del cuerpo, también ayuda a bajar de peso y a mantener un peso saludable.

La unión con las necesidades del cuerpo y de la mente, favorecen una salud integral y es la razón por la cual los yoguis viven hasta avanzada edad y gozan de excelente salud.

¿Quién puede practicar Yoga?

El Yoga es para todas las personas adultas. Los niños con huesos en formación deben esperar a tener un desarrollo completo o realizar prácticas adecuadas para su desarrollo, pero cuando los hindúes dicen que el Yoga le pertenece a la humanidad es porque así es y nadie queda excluido.

Hay prácticas adaptadas o adaptables para todas las edades, incluso muchas personas inician las prácticas de Yoga por primera vez en la tercera edad, por los beneficios de equilibrio y de desarrollo de fuerza muscular antes mencionados.

Si tienes alguna lesión o limitación física, siempre es aconsejable contar con un permiso o recomendaciones de tu médico de cabecera antes de iniciar cualquier actividad física. La mayoría de las prácticas básicas pueden adaptarse a las necesidades físicas de las personas que las realizan, pero nada ganarás con acelerar o apurar tu camino por este sendero. Tómatelo con calma, elige primero las prácticas que estás seguro que puedes realizar sin dañar tu organismo. El Yoga puede ser muy exigente.

Las personas gestantes transitando un embarazo, deben tener en cuenta que muchas posturas deben ser adaptadas por un especialista para maximizar los beneficios y evitar daños al bebé, por lo cual recomiendo una lectura más especializada o limitarse a las meditaciones y ejercicios de relajación de este libro.

Recuerda, la intención es unir, sanar y armonizar. El Yoga no es una clase de aeróbica, donde forzar el cansancio extremo es la meta. Aquí, la meta es reconectar con las necesidades del cuerpo.

Quizás, tu organismo tenga un día necesidades de una práctica más calmada, escúchalo. El que un día hayas podido alcanzar una postura, no implica que debas forzarla al día siguiente. Todos tenemos días en los que estamos en mejor estado que otros, incluso yo que llevo décadas practicando el Yoga. Algunos días tengo necesidad de una práctica menos demandante y aprendí a darle a mi cuerpo lo que quiere. El Yoga no es un deporte de competición, es una reconexión y para vivirla tenemos que aprender a escucharnos.

El Yoga sin duda es para todas las personas, si se acercan a él con la actitud adecuada. Antes de iniciar la práctica, especialmente si tienes alguna limitación física o prácticas poca actividad, quiero que seas consciente de las capacidades de tu cuerpo actual. Con la práctica regular del Yoga, estas capacidades se incrementarán exponencialmente, pero si intentas forzar las posturas desde el inicio, pronto creerás que Yoga no es para ti o te lesionaras cuando en realidad hubo un problema de entendimiento en el acercamiento inicial.

Ahora, si estás familiarizado con el manejo de tu cuerpo

y practicar regularmente actividad física, debes saber que el Yoga es diferente a otras actividades físicas. Como dije en la introducción, la mayoría de los ejercicios occidentales están focalizados en el uso de la energía, mientras que el Yoga está focalizado en la generación. Aunque consideres que tu cuerpo está en el pináculo de la excelencia física, el Yoga te presentará nuevos retos. No por nada, es una actividad a la que se puede dedicar una vida de continuo perfeccionamiento.

¿Qué necesitas para empezar?

Mientras que muchas prácticas necesitan equipo costoso o complicado de conseguir, el Yoga tiene los requerimientos más básicos. Necesitarás ropa cómoda, que permita una amplia flexibilidad de movimientos. Evita los pantalones con bandas muy ajustadas en la cintura, dificultará tu respiración y te cortan al medio. La práctica del Yoga puede realizarse descalzo o con medias antideslizantes, por lo cual el calzado no es una preocupación.

En relación a la ropa, los requisitos básicos son su comodidad pero después hay un sinfín de preferencias personales. Algunas personas optan por tener al descubierto brazos y piernas, otras prefieren ropa que permite movilidad pero cubritiva. No hay reglas, incluso si practicas Yoga en soledad o con tu pareja, puedes optar por ser extremadamente minimalista.

También resulta indispensable una esterilla o *mat* de Yoga, que suele tener un precio bastante económico. Recomiendo revisar que sea bien antideslizante y estimar la longitud en base a nuestra altura.

Algunas variantes o prácticas del Yoga, pueden enriquecerse de usar lo que se llama un cinturón de Yoga o bloques de Yoga, pero estos elementos son fácilmente reemplazables por el cinturón de una bata de baño y un par de libros. Así que para la práctica inicial, bastaría con tener el tiempo, un espacio de suelo despejado —que no tiene que ser un gran gimnasio, con correr los muebles es suficiente— y la voluntad de iniciar o, como me gusta llamarlo, el llamado inicial y las ganas de seguir por este camino.

DOS

PREPARATIVOS INICIALES

En este capítulo quiero compartirte los consejos que me han ayudado a mí y a mis alumnos a mantener una práctica constante y efectiva de Yoga. La preparación física para dar inicio a la práctica es bastante simple: una vez seleccionada la ropa que vamos usar y estemos vestidos, ¡es momento de empezar!

La preparación mental para volverlo una costumbre y crear un hábito de la práctica del Yoga, no es tan simple. Casi siempre, la mayor resistencia al cambio y al inicio de nuevas costumbres, no viene ni de lo físico ni de las limitaciones monetarias, de tiempo o de capacidad corporal, sino que nuestra propia mente es quien se llena de excusas y termina haciendo de lo posible algo imposible.

Consejos para ayudarte a iniciar

No puedo enseñarte a tener fuerza de voluntad, pero puedo darte unos cuantos trucos para crear un hábito y fortalecer la determinación de iniciarte en la práctica de Yoga. Dicen los expertos en la creación de hábitos, que se necesitan 21 días para que algo se convierta en una costumbre. Piensa en algo que quieras incorporar de manera permanente a tu rutina, sea por beneficio físico o mental. Con poder hacerlo por 21 días seguidos, tu cuerpo y tu mente se acostumbrarán e incluso comenzarán anhelar la realización del nuevo hábito.

Podemos aplicar esta teoría de la generación de hábitos a la práctica de Yoga. Quiero que tomes una hoja de papel y la dividas en 21 casilleros. Con cada día de práctica realizada, podrás tachar un casillero.

Otra cosa importante que puedes hacer para ayudar a tu voluntad, es reservar un momento específico para la práctica de Yoga. Ese horario puede ser por la mañana, al levantarte, o unos minutos antes de dormir. Es preferible elegir el horario en que sabes tendrás menos interrupciones. Quizás porque los niños siguen durmiendo, porque recién regresas de trabajar o porque todos están mirando televisión.

El encontrar un horario para nosotros es muchas veces difícil, pero así como te tomará 21 días acostumbrarte a tener tu horario y usarlo para lo que te propusiste, al resto de las personas que te rodean les tomará un tiempo reconocer y acostumbrarse a que hay un horario en el que no deben interrumpirte.

También es importante ubicar dicho horario antes o lejos de las comidas, porque el tener el estómago lleno puede ser un impedimento para la práctica.

Posiblemente, el horario en el que menos distracciones tendrás, sea antes de iniciar las actividades del día, lo cual implica levantarse antes y resignar unos minutos de sueño. Un consejo para facilitar la práctica de Yoga a la mañana, es dejar nuestra ropa de ejercicio preparada y nuestra *mat* de Yoga extendida. De esta forma, reduciremos las posibles excusas para ponernos a practicar.

Otro tip espectacular que tengo para brindarte, es que te recompenses. Si hiciste algo que te costó, no dudes en premiarte. Si hiciste 15 ó 20 minutos de Yoga por día durante una semana, hazte un regalo el fin de semana. Ese regalo no tiene porqué ser material, puede ser un baño de agua caliente más largo al habitual o darte el gusto de escuchar tu canción preferida después de cada práctica, pero cuando te estés premiando, recuerda que ese mimo que te estás dando es una recompensa por haber vencido la resistencia que te impedía realizar la actividad propuesta.

Elige cosas que no hagas siempre como premios, que tengan un valor emocional y que puedan motivarte. También es importante, cuando te inicias en la práctica del Yoga o de cualquier práctica que requiere disciplina, hacerlo con una intención clara. La intención puede mutar con el tiempo, crecer o cambiar, pero es importante que visualices una meta y te visualices alcanzándola.

El visualizar la intención no es fomentar el desanimarnos de no alcanzar lo propuesto. Es abrir nuestra mente a las energías positivas del universo, por eso es importante ser gentil y amable con uno mismo y agradecerle al cuerpo y a la mente el esfuerzo que hacen por acercarnos a nuestra mejor versión.

Preparación del espacio, la ropa y el cuerpo

No todos tenemos un jardín con césped siempre verde y brisa marina acariciando nuestras mejillas. Si acaso lo tienes, ¡disfrútalo! es un hermoso lugar para la práctica de Yoga, pero el no tenerlo no es una limitación. Un espacio despejado en un cuarto, living o comedor, servirá igual. Incluso, algunas prácticas respiratorias, pueden hacerse en una silla o al despertarnos en la cama.

No desesperes si no encuentras el lugar ideal de tu casa para hacer tu práctica en paz en los primeros días, así como el cuerpo debe prepararse, el espacio y las costumbres también deben acostumbrarse a la nueva práctica.

En cuanto a la ropa, lo único realmente importante es la flexibilidad de la tela. La misma debe permitir libertad de movimiento y no ser incómoda ni cortarnos la cintura con elásticos gruesos y apretados. También es importante prescindir de la joyería, de relojes y de pendientes grandes que puedan engancharse al movernos. Anillos y pulseras, pueden apretar y dañar los dedos y las muñecas al tomar algunas posiciones.

Otro dato a tener en cuenta, es evitar las cremas o lociones hidratantes justo antes de una práctica, porque pueden volver resbaloso el movernos en el *mat*. Si practicas Yoga con otros, evita las fragancias muy fuertes, porque pueden volverse invasivas, pero no prescindas de los desodorantes. Y no consumas exceso de agua ni alimentos pesados justo antes de una práctica, es importante hidratarse después pero un estómago lleno puede traer complicaciones.

Consiguiendo tus accesorios

Hago un apartado especial de accesorios, porque muchos alumnos que recién empiezan me lo preguntan. ¿Qué tan gruesa tiene que ser el *mat*? ¿de qué material? ¿y de qué tamaño?

Al iniciar y hacer prácticas muy suaves, las exigencias al *mat* o esterilla de Yoga, tienden a ser muy básicas. Lo principal es que sea de un material antiadherente, para evitar resbalar. Su grosor y longitud dependen de tus preferencias personales, las cuales irás descubriendo conforme vayas realizando y ampliando tu práctica.

Cuanto más grueso sea el *mat* —de unos 5 o 6 mm, por ejemplo—, será más recomendable para personas con dolores articulares.

Considero que no hay que correr a invertir en el *mat* más caro del mercado, sin antes descubrir qué tipo de especificaciones se acomodan mejor a nuestro cuerpo y a nuestra práctica. Mientras cumpla con el requisito de ser antideslizante, como casi todos los *mat* del mercado, te servirá bien para empezar. Cuando hagas del Yoga una práctica continúa y que ocupe un lugar importante en tu vida, ahí será momento de invertir en un *mat* de mejor calidad ya conociendo tus preferencias personales al respecto.

¿Cómo relajarse?

La mejor manera de iniciar o terminar una práctica de Yoga es con una relajación, por eso quiero darte algunos tips para hacer una relajación rápida y empezar a tomar conciencia de tu cuerpo.

Elige cuánto tiempo vas a dedicarle a tu práctica y trata de asegurarte que no tendrás distracciones durante durante ese lapso. Es siempre preferible tener los dispositivos electrónicos apagados o en silencio, y no consultar al reloj de manera obsesiva. Este momento es tuyo, no lo apures ni lo presiones. Déjalo fluir, tratá de centrarte en el aquí y el ahora. Al principio te resultará lo más difícil, pero con el pasar de los días te será cada vez más fácil vivir el momento de tu práctica de Yoga.

Puedes elegir una música relajante, especialmente si te rodean ruidos ambientales. Sí prácticas en la naturaleza, es siempre preferible mantener la armonía que nos rodea.

Siempre va a ser más fácil encontrar estrategias para adaptarnos el entorno, que esperar a que el entorno se adapte o tener el entorno ideal para nuestra práctica.

Ahora voy a explicarte los pasos básicos para una simple relajación, que puedes realizar antes o después de tu práctica, pero que también te aconsejo de realizar de manera aislada al practicar la respiración que te detallo en el punto siguiente.

Extiende el *mat* y recuéstate sobre él. La manera en que vas a recostarte en ésta relajación es muy simple. Recuéstate mirando hacia el cielo, con las piernas extendidas, la espalda en contacto con el *mat* y los brazos laxos y relajados a los costados del cuerpo. Sin importar el material de tu *mat* o sobre qué lo tienes extendido, vas a visualizar que estás en contacto con la tierra.

Si tienes algún problema de cervicales, puedes usar una almohadita para poner el cuello en una postura cómoda. La idea de recostarte de esta manera, es tomar conciencia de tu cuerpo y de tu respiración, empezar a despertar las conexiones entre cuerpo, mente y espíritu.

Asegúrate de estar en una postura absolutamente cómoda, que tus pies, piernas, rodillas, pantorrillas y muslos, estén relajados. Puedes mover suavemente las piernas o los brazos y los hombros, para acomodarte relajadamente en el *mat*.

Empieza a sentir tu cuerpo, quizás el principio te resulte aburrido o innecesario el sólo estar acostado, pero tu cuerpo tiene tanto para decirte. Quédate unos minutos, revisa la forma natural de respirar que tienen tus pulmones, siente el latido de tu corazón.

Cuando tengas tu mitad inferior cómoda sin tensionar, acomoda tu medio. Tu cintura, trata que esté en contacto con el *mat*, tus hombros relajados y tus párpados cerrados.

Esta es la mejor posición para introducirte al punto siguiente: la respiración.

¿Cómo respirar durante la práctica?

La respiración es probablemente la función vital más importante y a la que menos atención se le presta. La oxigenación del cuerpo es imprescindible para la vida. Sin respiración no hay vida y, a diferencia de otras funciones vitales como los latidos del corazón o los procesos digestivos, podemos respirar de manera consciente o inconsciente .

Sin embargo, continuamente al buscar una vida más sana, se nos bombardea con planes de dieta, con sugerencias de diferentes formas de alimentación, se nos incentiva a tomar más agua, a hacer más ejercicio, bajar el colesterol, las farmacéuticas nos recomiendan constantemente cremas y tratamientos. Pero, ¿qué hay de la respiración?

No intento minimizar otros esfuerzos por mantener la salud, ¿pero no estamos descuidando lo más básico? una respiración impropia o superficial, implica una falta de oxigenación en el cuerpo, en las células. Una mala respiración tiene un efecto celular. A nadie se le ocurriría taparle parcialmente la entrada de aire a una máquina y pedirle que siga funcionando en igualdad de condiciones, esa entrada de aire está diseñada para algo. Esa forma de oxigenación está diseñada por algo, tiene una función.

Lo mismo pasa con nuestra respiración, somos la máquina más compleja y perfecta que existe. Sin embargo, la mayoría de las personas andan por la vida cubriendo parcialmente la entrada de aire de su sistema.

Al nacer, nacemos sabiendo cómo respirar. Conforme crecemos y nos convertimos en adultos, olvidamos ese conocimiento primigenio. Si observas a un bebé respirar, notarás que su pancita sube y baja conforme inhala y exhala. Si prestas atención a tu propia respiración o a la de la mayoría de los adultos —que no tengan entrenamiento o no trabajen con la voz—, notarás que la parte superior del pecho es donde se concentra el aire.

Esa respiración se limita sólo a la parte superior del pecho, es un fuelle trabado. Si además le sumamos, que los hombros es el lugar donde naturalmente se acumula el estrés, la capacidad de inflado de la parte superior de la caja torácica, se limita todavía más. Un cuerpo contracturado no respira bien y un cuerpo sin la respiración adecuada tiende a tensionarse y contracturarse más.

Luego de esta introducción sobre la importancia de la respiración, te invito a completar el ejercicio de relajación que te propuse recostandote en el punto anterior.

Recostado, boca arriba, con el cuerpo relajado, vas a colocar una mano con la palma sobre tu abdomen y otra sobre el pecho. La respiración durante la práctica de Yoga se realiza inhalando y exhalando por la nariz. Igualmente, si en algún momento sientes la necesidad, al realizar algún ejercicio más complejo que éste, de inhalar y exhalar por la boca, no te lo prohibas. Estás empezando a escuchar las necesidades del cuerpo, las necesidades de *tu* cuerpo.

Al inhalar por la nariz, vas a mandar el aire a la zona del estómago. Tienes que sentir como tu mano se eleva a la altura del ombligo con la entrada de aire. La respiración durante Yoga, recuerda, es por la nariz. Inhala por la nariz, lleva el aire a tu estómago. Siente, con tu mano a la altura del ombligo, cómo esa zona se infla recibir el aire. Y exhala por la nariz.

También, deberás sentir como la mano que está sobre el pecho, se eleva. Inhala por la nariz y siente cómo se infla tu caja torácica. Exhala y nota que esta expansión también ocurre hacia los lados. El pecho se infla, las costillas se mueven suavemente para hacerle espacio a los pulmones en su máxima capacidad.

Este tipo de respiración aumenta la capacidad de entrada de aire. Al respirar, casi el 60% del aire puede dirigirse hacia la zona abdominal, mientras que los pulmones albergan entre el 10% y el 40%, dependiendo de si realizamos una respiración superficial con la parte superior del pecho o inflamos la caja torácica en totalidad.

Inhala en un tiempo, llena todo tu cuerpo de oxígeno. Exhala en dos tiempos, hazlo más pausado. Siente el aire abandonar tus pulmones.

Esta respiración en 1 y 2 tiempos, no se te pedirá que la realices durante la práctica de Yoga, pero es una muy buena forma de controlar la ansiedad. Con respirar 10 veces de esta manera bajarán los niveles de estrés en tu cuerpo y te sentirás más relajado. Prueba hacer esta simple práctica de respiración en diferentes circunstancias durante tu día. No es necesario que te recuestes, puedes hacerlo sentado o de pie, mientras seas consciente y sientas como el aire se dirige primero a la zona abdominal y luego llena la totalidad de tus pulmones, y al retirarse, sientas cómo se lleva la ansiedad, las presiones y te encuentras relajado.

La respiración es algo que damos por hecho, algo que fácilmente se hace de manera inconsciente, pero cuando respiramos mal y no le damos a nuestro cuerpo el oxígeno que necesita, el sistema se resiente. La máquina maravillosa que es nuestro organismo, se resiente. Si tratas de alimentar a tu cuerpo con las mejores comidas, de hidratarlo con agua, si lo bañas, lo mimas y le aplicas productos de belleza, ¿cómo justificar el no oxigenarlo de la mejor manera? Intenta dedicarle unos minutos de tu práctica de Yoga sólo a respirar. La respiración es parte del centro, para estar en el centro, para ser un ser centrado, hay que darle su lugar y su importancia a la respiración.

Precalentamientos para la práctica de Yoga

Como verás en el capítulo siguiente, no todas las posturas de Yoga necesitan un precalentamiento complejo. Por su facilidad o naturalidad del movimiento anatómico, muchas posturas mismas sirven como precalentamiento.

Igualmente, estés o no acostumbrado a realizar ejercicios físicos, es bueno sumarle un precalentamiento a la práctica de Yoga. Tu movilidad se verá beneficiada, disminuirán las posibilidades de lesionarte y pondrás tu mente en un estado propició también.

Si habitualmente practicas ejercicios y tienes un precalentamiento de preferencia, cualquier movilidad del cuerpo que destrabe las articulaciones y te ponga en movimiento será apropiada. Pero si prefieres, puedes hacer este calentamiento básico.

Inicia moviendo los hombros, rótalos suavemente en círculos hacia atrás. Empieza a conectarte con tu cuerpo, con las necesidades que tiene. Si sientes resistencia, baja la velocidad. La idea es que disfrutes cada movimiento.

Mueve los hombros hacia adelante, subiendo cada vez más pronunciadamente. En Yoga es importante tener todo el cuerpo dispuesto.

Luego pasa a tu cabeza, realiza movimientos negativos, diciendo que "no" con la cabeza. Luego movimientos positivos, asintiendo e inhalando al llevar la cabeza hacia atrás y exhalando al bajarla. Siempre con cuidado, toca con tu oreja derecha tu hombro derecho y con la oreja izquierda el izquierdo. Luego rota tu cabeza hacia un lado y hacia al otro.

Ve tomando conciencia de los lugares en tensión de tu cuerpo. Da remadas con tus brazos hacia delante, como si estuvieras nadando de mariposa, y luego repite el movimiento hacia atrás. Rota tus muñecas hacia un lado y hacia el otro.

Extiende tu brazo derecho hacia el lado izquierdo y acercalo con tu brazo izquierdo flexionado. Repita hacia el otro lado.

Lleva tu mano hacia atrás e intenta tocarte el centro de la espalda, realiza el movimiento con el otro lado.

Mueve tu cintura hacia delante y hacia atrás, luego realiza rotaciones hacia un lado y hacia el otro. La flexibilidad pélvica es muy importante en esta práctica, además verás que el movimiento de abrir la pelvis hacia delante está presente en muchas posturas.

Flexiona una de tus rodillas hacia arriba y baja la pierna rotando hacia el costado, repite con la otra pierna. Mueve tus tobillos de manera circular hacia un lado y hacia el otro, lo importante es que pongas el cuerpo en movimiento. Siente tus articulaciones, siente tus músculos.

No escatimes en movilidad, si todavía sientes tensa una parte del cuerpo, intenta relajarte en movimientos rotatorios, suaves y naturales.

Para terminar, sacúdete las tensiones. Sacude las manos como si terminaras de lavarlas y estuvieras quitándote gotas de agua encima. Sacude los brazos, los hombros de arriba a abajo y la cabeza.

Mueve la cintura de lado a lado y sacude las piernas. Sacude las piernas y los pies, hasta que sientas el cuerpo laxo y dispuesto.

El calentamiento no tiene porqué ser aburrido, predecible o rutinario. Mientras muevas todas las partes del cuerpo, puedes hacerlo con música o con la concentración dispersa en muchas cosas.

Si eliges hacer un calentamiento con música, elige una canción tranquila para cuando termines y estés por iniciar tu práctica del Yoga. Si lo haces hablando por teléfono o pensando en los problemas de tu día, asegúrate de sacudirlos metafóricamente hablando al terminar.

TRES

POSTURAS INICIALES Y BÁSICAS

Después de reconectar con la respiración y reconocer tu cuerpo en reposo, te propongo empezar a hacer algunas posturas básicas para continuar. Es muy importante que, pase lo que pase y pese lo que pese para tus expectativas personales, nunca dejes de escuchar a tu cuerpo y a sus necesidades.

Si una postura produce disconformidad o incomodidad, vuelve a una posición de reposo y jamás fuerces el cuerpo. Recuerda que el Yoga es cuidado y bienestar, si lastimas tu cuerpo intentando exigirle más de lo que está preparado para darte en el momento, estarás contradiciendo los principios básicos del Yoga y del fluir de las energías. Las posturas llegarán a su debido tiempo, los logros y beneficios físicos no deben forzarse. Tampoco debe confundirse el trabajar por alcanzar una postura con forzar el cuerpo.

Lo que debes trabajar es la mente. Trabaja la constancia, la paciencia y la disciplina. Con esas cualidades como foco de tu atención, lograrás las posturas más avanzadas y tendrás un cuerpo sano y fuerte. A donde la mente va, el cuerpo la sigue, sólo que necesita tiempo y constancia para acostumbrarse a los nuevos preceptos.

Postura *Fácil* (*Sukhasana*)

- Instrucciones paso a paso: Crúzate de piernas con los bordes externos de los pies en contacto con el *mat*, debe quedar uno por debajo de cada rodilla. Coloca las manos relajadas por sobre las rodillas. La palma hacia la rodilla. Inhala con toda tu capacidad. Exhala.

Inhala y eleva el esternón al cielo, llevando ligeramente el mentón hacia atrás, como si un hilo tirara desde la coronilla de tu cabeza hacia arriba y hacia arriba.

Exhala relajando los hombros hacia atrás. Siente y junta con suavidad los omóplatos hacia el centro de tu espalda, manteniendo las cervicales estiradas. Mantén la postura de manera relajada y concéntrate en tu respiración. Inhala en toda tu capacidad y exhala.

- Cuidados, recaudos, advertencias y precauciones: Esta postura es básica y no requiere precalentamiento. Si sabes que tu flexibilidad es limitada o sufres de alguna lesión que se vea comprometida en el movimiento antes descrito, es preferible pasar a otra posición o consultar con un médico sobre las precauciones necesarias para su realización. Un calentamiento básico de movimientos suaves de articulaciones puede ser incluido como preparación.
- Beneficios: Es una postura de relajación y reconexión, ayuda a movilizar y relajar los hombros y las cervicales.

Postura de *Torsión Fácil* (Parivrtta Sukhasana)

- Instrucciones paso a paso: Sobre el *mat*, siéntate de piernas cruzadas, apoyando bien las caderas en el suelo. Recuerda que la respiración debe ser por nariz y usando la mayor capacidad posible. Mantén la espalda recta.

Revisa que tus rodillas estén cómodas y no se encuentren tensionadas, y sube los brazos por encima de tu cabeza en una inhalación, sube las manos hacia el cielo y alarga tu espalda. Mantén las palmas de las manos abiertas y los dedos hacia el cielo, los codos relajados pero sin flexionar.

La mirada en Yoga es muy importante, pero primero concéntrate en tu respiración y la posición de los brazos, las piernas y la espalda. Cuando estés cómoda prestando atención a tu respiración, puedes incorporar la mirada hacia las manos.

Exhala y lleva tu mano izquierda a tu rodilla derecha y apoya tu mano derecha detrás tuyo, torsiona suavemente el cuerpo hacia la derecha en una exhalación. Acompaña la torsión mirando hacia atrás e inhala.

Vuelve primero con la mirada al frente y exhala, luego sube nuevamente los brazos al cielo como al principio en una inhalación. Cambia las manos, coloca la mano derecha sobre la rodilla izquierda y lleva la mano izquierda detrás, sobre el *mat*. Acompaña la torsión hacia la izquierda con la mirada hacia atrás. Muevete lento y hasta donde llegues. No olvides respirar profundo y exhalar por la nariz.

Al hacer el giro debes sentir que el abdomen se torsiona hacia un lado primero y luego hacia el otro, el ombligo se colocará sólo hacia adentro, exceptuando en la inhalación.

Vuelve primero la mirada al frente y luego deja descansar las manos sobre ambas rodillas. Realiza dos respiraciones completas al finalizar.

- Cuidados, recaudos, advertencias y precauciones: Esta postura es básica y no requiere precalentamiento. Si sabes que tu flexibilidad es limitada o sufres de alguna lesión que se vea comprometida en el movimiento antes descrito, es preferible pasar a otra posición o consultar con un médico sobre las precauciones necesarias para su realización. Un calentamiento básico de movimientos suaves de articulaciones puede ser incluido como preparación.

- Beneficios: Como todos los ejercicios de torsión de la zona abdominal, *Parivrtta Sukhasana* tiene el beneficio de estimular el sistema digestivo, ayuda a activar los órganos de la cavidad abdominal y favorece la expulsión de toxinas y desperdicios. También alivia dolores de lumbago, tensiones y dolores de espalda. Y favorece la movilidad de hombros y la flexibilidad del cuello.

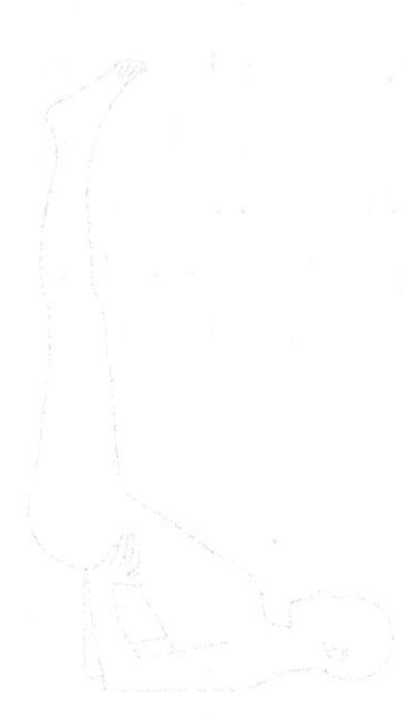

Postura del *Gesto al Revés* (*Viparita Karani*)

- Instrucciones paso a paso: La posición completa y sin adaptar de *Viparita Karani* no es para principiantes y te recomiendo hacerla con un maestro presencial, que pueda ayudarte a corregir los errores más comunes y a pulir tu postura, pero esta posición tiene tantos beneficios que voy a explicarte cómo hacer una versión simplificada que incluso puedes realizar en tu cama.

A diferencia de las posturas anteriores, necesitarás un almohadón duro o una manta doblada varias veces para crear un "escalón" o "soporte". No debe ser excesivamente alto, pero sí que se tenga cierta altitud. Entre 10 y 20 cm sería lo recomendable para empezar, puedes ir aumentando la altura para darle más efectividad.

Dobla tu manta en varios pliegues o elige una almohada más bien dura para usar de soporte. Colócalo pegado a la pared. Si la realizas en el suelo, extiende el *mat* creando una "T" con la pared.

La idea es quedar con los glúteos contra la pared, la espalda baja sobre el soporte y la espalda alta, hombros y cabeza apoyados sobre el *mat* o la cama. Para alcanzar esta posición, debes apoyar de costado la cadera derecha sobre el soporte, como si estuvieras sentándose con las piernas extendidas sobre la pared, y girar hasta quedar con la espalda al suelo.

La parte inferior de tu espalda —la lumbar y las caderas— deben quedar apoyados sobre el soporte y los glúteos en contacto con la pared. Las piernas ubícalas hacia arriba con los pies relajados y las puntas de los pies tratando que queden en un ángulo de 90°, no apuntes con los dedos hacia el cielo.

La cintura compensará la curvatura entre el soporte y la superficie sobre la que te recuestas. Lleva los brazos hacia la superficie sobre la que te recuestas en forma de candelabro, mantén los hombros bien apoyados en la superficie y el cuello estirado.

Esta posición te permitirá abrir el pecho, sentirás la parte baja descansar y el pecho expandirse. Para facilitar el que las piernas descansen, puedes unir los tobillos con un cinturón y relajar las rodillas.

Si la posición te resulta incómoda, abandónala haciendo el camino inverso. Primero gira hacia la derecha y descansa tu cadera en el soporte antes de alejarte de la pared. Cuanto más bajo sea el soporte, más simplificada es la posición. Incluso, si te es difícil mantenerla usando un soporte, prueba sacarlo y solo poner las piernas contra la pared, con los glúteos pegados a la superficie vertical y los brazos extendidos como los brazos de un candelabro o cactus a la altura de los hombros.

Esta posición es preferible realizarla por la tarde o antes de dormir y mantenerla unos minutos. Recuerda siempre prestar atención a la respiración y mantener un estado de relajación. Si alguna zona del cuerpo duele o incomoda, abandona la posición lentamente.

- Cuidados, recaudos, advertencias y precauciones: Evitar las posturas invertidas de tener lesiones o dolores sin diagnosticar en el cuello u hombros o problemas cardíacos o de tiroides. Es preferible pasar a otra posición o consultar con un médico sobre las precauciones necesarias para su realización. Un calentamiento básico de movimientos suaves de articulaciones puede ser incluido como preparación.

- Beneficios: Ayuda a la circulación de tus piernas y pies, reduce el dolor y la presión en la espalda baja. Permite estirar la parte superior de tus piernas y el cuello. Disminuye la inflamación y aumenta el flujo sanguíneo. Mejora la concentración y ayuda a conciliar el sueño. Es una postura muy relajante y se usa para disminuir y controlar la ansiedad y el miedo. Equilibra el funcionamiento de la tiroides y el sistema endocrino y activa la parte parasimpática del sistema nervioso autónomo, favoreciendo la regeneración celular.

Postura de *La Luna Creciente* (*Anjaneyasana*)

- Instrucciones paso a paso: No hagas esta postura sin calentamiento. Inicia en la postura que llamaremos "de cuatro apoyos". También te servirá pensarla como una postura que forma una mesa con el cuerpo. Colócate en cuatro patas, las manos sobre el *mat* y a la anchura de los hombros, y las rodillas apoyadas sobre el *mat*

a la altura y ancho de las caderas. Los pies con
los empeines contra el *mat*. La columna debe
estar relajada. El cuello relajado y la cabeza
debe enfocar hacia abajo.

Inhala y lleva la pierna derecha hacia delante. Apoya el pie en el suelo entre las dos manos.

Expulsa el aire y revisa tu equilibrio. Puedes apoyar las manos en el *mat* o, si quieres agregarle mayor dificultad a la postura, sobre tu rodilla. Inhala.

Presiona el empeine izquierdo y el pie derecho en el suelo, y levanta el cuerpo estirando los brazos hacia arriba. Lleva los brazos al cielo.

Junta las manos como en oración, con la punta de los dedos apuntando al cielo. Sube la mirada hacia las manos. Desliza la cadera hacia delante, ejerciendo una leve presión sobre la rodilla derecha y estirando la ingle de la pierna izquierda. En este momento, mantén la mirada en las manos para fortalecer tu equilibrio. Si algo duele, abandona inmediatamente la postura con suavidad. Exhala.

Estira la espalda haciendo un arco suave hacia atrás, lleva los hombros hacia atrás y abre el pecho presionando los omóplatos hacia el centro de la espalda.

Inhala antes de abandonar la postura. En la exhalación, lleva el cuerpo hacia delante, baja los brazos y regresa a la cadera a posición neutral. Apoya las manos en el suelo y lleva el pie nuevamente a la posición de cuatro apoyos o de mesa. Inhala y exhala varias veces y repite la posición adelantando el otro pie.

- Cuidados, recaudos, advertencias y
  precauciones: Esta postura requiere un

precalentamiento. Si sabes que tu flexibilidad es limitada o sufres de alguna lesión que se vea comprometida en el movimiento antes descrito, es preferible pasar a otra posición o consultar con un médico sobre las precauciones necesarias para su realización. No es recomendable en caso de problemas de rodillas, de contar con dolencias de rodilla pero tener permiso médico para el ejercicio, se aconseja usar un *mat* bien grueso o poner una manta debajo de la rodilla para suavizar el apoyo. También evitar la posición de tener lesiones o dolores lumbares, tener mucho cuidado con todos las posturas que incluyen estiramiento hacia atrás. También, en caso de contar con problemas cervicales o de cuello, la mirada debe mantenerse al frente y no hacia las manos para no lesionar el cuello.

- Beneficios: Regula el sistema digestivo. Fortalece tobillos y piernas. Ayuda a la concentración y a la focalización.

Postura de *La Cobra* (*Bhujangasana*)

- Instrucciones paso a paso: No hagas esta postura sin calentamiento. Para iniciar en la versión más simple, primero baja al *mat*.

Acuestate con el estómago en el suelo y las piernas ligeramente separadas, no más que el ancho de caderas. Debes apoyar bien los empeines de los pies en el suelo.

Una postura preparatoria para *La Cobra* es *La Esfinge*. Si la primera te resulta muy difícil o te duele la zona lumbar al realizarla, quédate solo en la posición de *La Esfinge*.

Para hacer *La Esfinge*, apoya los codos en el *mat*, los mismos deben estar a la altura de los hombros. Coloca las palmas de las manos con los dedos apuntando hacia delante, bien apoyadas sobre el *mat*. Debes presionar con las manos y los antebrazos en el suelo, abriendo el pecho y echando la cabeza ligeramente hacia atrás. Mantén los codos apoyados en el *mat*. No subas los hombros ni fuerces el cuello.

Para pasar a *La Cobra*, recuéstate nuevamente. Lleva las palmas de las manos a la altura de las costillas, manteniendo los codos pegados al cuerpo. Si en *La Esfinge* arqueaste la espalda más allá de tu comodidad, te aconsejo limitarte a esa posición hasta adquirir más flexibilidad.

Si te animas a continuar con *La Cobra*, revisa de mantener los empeines de los pies presionados contra el suelo y los glúteos activos, presionando la cadera hacia abajo.

Despacio y sin dejar de tener tu atención en las necesidades del cuerpo, vas a ir despegando el pecho del *mat*. Sube despacio. Esta posición tiene una dificultad intermedia y también es preparatoria para fortalecer la espalda.

Al subir debes mantener la cadera y el pubis en contacto con el suelo. Si te sientes seguro, presiona con las manos. Los codos van pegados al cuerpo y los hombros lejos de las orejas.

El pecho queda abierto, hacia adelante. La mirada al

frente. Inhala arriba y exhala al bajar el torso y volver a estar en contacto con el *mat*.

- Cuidados, recaudos, advertencias y precauciones: Esta postura requiere un precalentamiento. Si sabes que tu flexibilidad es limitada o sufres de alguna lesión que se vea comprometida en el movimiento antes descrito, es preferible pasar a otra posición o consultar con un médico sobre las precauciones necesarias para su realización. No es recomendable en caso de lesiones o dolores lumbares sin diagnosticar, tener mucho cuidado con todos las posturas que incluyen estiramiento hacia atrás. También, en caso de contar con problemas cervicales o de cuello, la mirada debe mantenerse al frente para no lesionar el cuello.
- Beneficios: Mejora la postura y es buena para los músculos abdominales. Ayuda con los problemas digestivos y fortalece la espalda. Con la repetición frecuente mejora la postura y los dolores relacionados.

Postura de *La Mariposa* (*Baddha Konasana*)

* Instrucciones paso a paso: Siéntate recto con tus piernas extendidas hacia el frente, luego dobla las rodillas y coloca las plantas de los pies juntas, acercándolas al cuerpo. Lleva los talones cerca del periné. Relájate moviendo las rodillas hacia arriba y hacia abajo, como las alas de una mariposa.

Baja las rodillas tanto como puedas. Inhala por la nariz y exhala, mira hacia el frente. Exhala inclinándote hacia adelante. Respira con naturalidad. Mantén la posición de 20 a 30 segundos y, luego, levanta y relaja el cuerpo.

* Cuidados, recaudos, advertencias y precauciones: Requiere precalentamiento. Si sabes que tu flexibilidad es limitada o sufres de alguna lesión que se vea comprometida en el movimiento antes descrito, es preferible pasar a otra posición o consultar con un médico sobre las precauciones necesarias para su realización. Un calentamiento básico de movimientos suaves de articulaciones puede ser incluido como preparación.
* Beneficios: Mejora la flexibilidad de la ingle y aumenta la circulación sanguínea en espalda y abdomen.

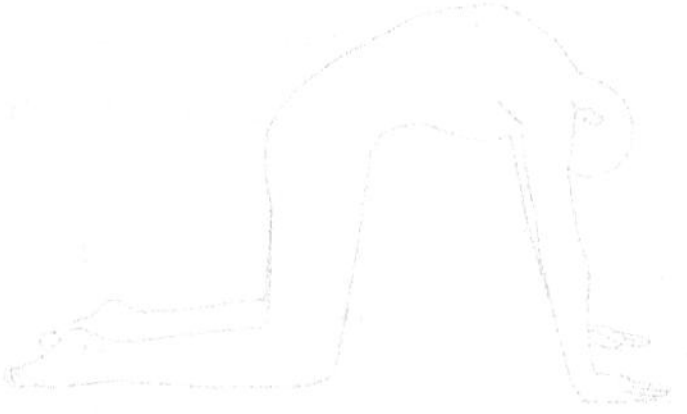

Postura del *Gato* (*Viralasana*)

- Instrucciones paso a paso: Inicia en la postura que llamaremos "de cuatro apoyos". También te servirá pensarla como una postura que forma una mesa con el cuerpo. Colócate en cuatro patas, las manos sobre el *mat* y a la anchura de los hombros, las rodillas apoyadas sobre el *mat* a la altura y con ancho de las caderas. Los pies con los empeines contra el *mat*. La columna debe estar relajada. El cuello relajado y la cabeza debe enfocar hacia abajo.

La mejor forma de entender el ejercicio, es pensar en un gato enojado con la espalda arqueada. Empuja los glúteos hacia el cuerpo, arqueando la espalda y llevando el mentón al pecho. Respira y exhala por la nariz.

Arquea hacia arriba y luego hacia abajo.

Inhala antes de salir de la postura y exhala al llevar el cuello nuevamente a posición normal.

- Cuidados, recaudos, advertencias y

precauciones: Esta postura es un básico y no requiere precalentamiento. Si sabes que tu flexibilidad es limitada o sufres de alguna lesión que se vea comprometida en el movimiento antes descrito, es preferible pasar a otra posición o consultar con un médico sobre las precauciones necesarias para su realización. Un calentamiento básico de movimientos suaves de articulaciones puede ser incluido como preparación.

- Beneficios: Tonifica y estira los músculos de la espalda, en especial los de la espalda baja y media. Ayuda en caso de dolores menstruales. Mejora la digestión, pero no se debe realizar luego de las comidas. Mejora la flexibilidad de la columna y ayuda a la relajación.

Postura del *Niño* (*Balasana*)

- Instrucciones paso a paso: Siéntate de rodillas, como los asiáticos sobre los talones, y trata de acercar la cadera lo más que puedas hacia los talones. Si tienes dificultades para tomar esta posición inicial, puedes sumar una toalla enrollada en la parte interior de tus rodillas para liberar presión.

Cuando estés sentado sobre tus talones, inhala y lleva los brazos hacia el cielo. Luego exhala y baja el torso, llevando las manos adelante lo más lejos que puedas sobre el *mat*. Apoya la frente sobre el suelo.

No permitas que tu cadera se separe de los talones, debes permanecer sentado de rodillas y con los glúteos apoyados en los talones. Inhala. Debes mantener el pecho pegado a las rodillas, los glúteos sobre los talones y la frente en el piso. Exhala y regresa a la posición sentado.

- Cuidados, recaudos, advertencias y precauciones: No se recomienda realizar en caso de diarrea o malestar estomacal. Como toda postura que comprime el abdomen, no realizarla si se transita un embarazo o en caso de haberse realizado alguna operación abdominal. Tampoco se recomienda su práctica de padecer dolencias o lesiones de rodillas. Si sabes que tu flexibilidad es limitada o sufres de alguna lesión que se vea comprometida en el movimiento antes descrito, es preferible pasar a otra posición o consultar con un médico sobre las precauciones necesarias para su realización. Un calentamiento básico de movimientos suaves de articulaciones puede ser incluido como preparación.
- Beneficios: Estira las vértebras lumbares. Reduce el cansancio y relaja la columna. Puede ayudar en caso de pies cansados. Es una postura muy recomendable para finalizar un día de mucha exigencia. Al cerrar los ojos durante unos minutos se alcanza una mayor relajación y

se le permite al cuerpo despejarse y disipar la compresión de la espalda producida por el cansancio.

CUATRO

POSTURAS PARA INICIAR UNA PRÁCTICA

Con posturas para iniciar una práctica, me refiero a posturas para calentar el cuerpo. Este capítulo tiene una serie de *asanas* simples que puedes utilizar para iniciar tu práctica y poner músculos y articulaciones en funcionamiento.

Cualquier persona que realice una actividad física, sabe que las tensiones del día no suelen dejar el cuerpo en las condiciones óptimas para trabajarlo. Por lo cual, es necesario empezar a despertarlo y calentar los músculos para evitar lesiones. Si ya realizas una actividad física con regularidad, puedes iniciar con tu calentamiento habitual o de preferencia, pero estas posturas también te permitirán ir activando todo el cuerpo, al tiempo que recibes los beneficios regenerativos de estar practicando Yoga.

Postura del *Perro hacia abajo* (*Adho Mukha Svanasana*)

- Instrucciones paso a paso: Esta posición es una gran preparación para las inversiones. Aunque puede resultar difícil al practicante inicial, con la práctica se vuelve incluso una posición de descanso.

Apoya las manos y las rodillas en la posición de *La Mesa*, las rodillas directamente debajo de la cadera y los hombros alineados con las muñecas.

Esta postura recuerda a un perro estirándose, de ahí su nombre. Coloca el peso en los dedos de los pies y en la palma de las manos y, en una exhalación, levantan las caderas hacia el cielo extendiendo las piernas. El peso quedará en las manos y en los dedos de los pies. Si al principio es difícil tener extendidas las rodillas y llevar el peso en los talones, relaja las rodillas y ve acomodando el peso hacia atrás lentamente.

Mantén el equilibrio presionando las manos firmemente contra el suelo desde los omóplatos. Las orejas deben permanecer alineadas con la parte superior del brazo.

Exhala y desciende, apoyando nuevamente las rodillas. Descansa. Si crees que puedes llevarla más lejos, continúa con las instrucciones, sino repite la primera parte.

En una exhalación, estira las piernas volviendo a elevar las caderas. El peso debe estar en los dedos de los pies y en la mano completa. Activa tus piernas al tratar de que el talón toque el *mat*. Sentirás los músculos de detrás de las piernas estirarse. Evita que los hombros se colapsen hacia las orejas e intenta extender las rodillas. La posición

completa incluye codos y piernas extendidas, manos total-
mente apoyadas y talones sobre el *mat*.

- Cuidados, recaudos, advertencias y
  precauciones: Es una postura de flexión hacia
  delante y de media inversión, ya que la cabeza
  está por debajo del corazón. Es preferible evitar
  las posturas invertidas de tener lesiones o
  dolores sin diagnosticar en el cuello u hombros,
  dificultad de movilidad en las rodillas o
  problemas cardíacos o de tiroides. Es preferible
  pasar a otra posición o consultar con un médico
  sobre las precauciones necesarias para su
  realización. Un calentamiento básico de
  movimientos suaves de articulaciones puede ser
  incluido como preparación.
- Beneficios: Recomendable para mujeres en la
  menopausia porque ayuda con los calores
  habituales y/o con los dolores menstruales.
  También es recomendable para hombres,
  porque estira isquiotibiales y gemelos, y
  fortalece la espalda. Es una postura de
  transición para secuencias más avanzadas.

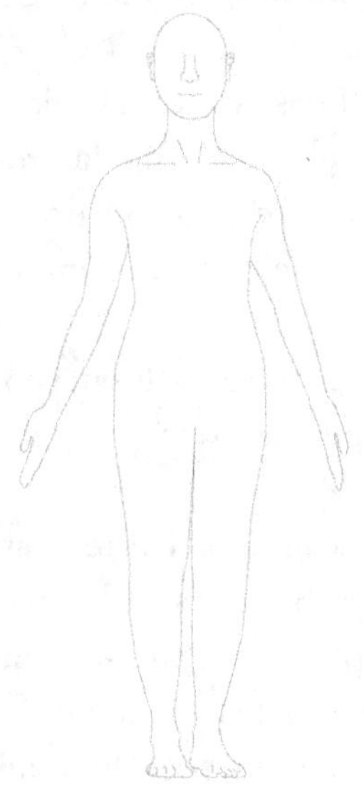

Postura de *La Montaña* (*Tadasana*)

- Instrucciones paso a paso: Colócate de pie con el cuerpo erguido. Deja los pies juntos y los brazos a ambos lados de tu cuerpo. Los pies deben estar enraizados, separar los dedos para usar todos los puntos de apoyo. Reparte el peso de tu cuerpo de manera uniforme sobre ambos pies y presiona los dedos y talones contra el suelo. Contrae la zona lumbar, llevando la pelvis hacia adelante y separando la caja torácica de la pelvis, esto alargará la columna y retraerá el abdomen.

Extiende los brazos hacia el suelo con las manos activas, conscientes, y los dedos abiertos y separados pero sin tensión. Separa los brazos ligeramente del cuerpo y aleja los hombros de las orejas.

Aprieta las rodillas y contrae las caderas, mete el abdomen y expande el pecho. Inhala profundo, sin aflojar el abdomen y aguanta la respiración un momento. *Tadasana* pide respiración torácica. Fija la mirada en un punto y mantenla allí.

Exhala. Siente cómo todo tu cuerpo está activado, esta postura es base de muchas otras.

- Cuidados, recaudos, advertencias y precauciones: Si tienes problemas de equilibrio, intenta adaptar la postura separando los pies al ancho del hueso de las caderas. Esta postura es básica y no requiere precalentamiento. Si sabes que tu flexibilidad es limitada o sufres de alguna lesión que se vea comprometida en el movimiento antes descrito o tienes algún grado de escoliosis, es preferible pasar a otra posición o consultar con un médico sobre las precauciones necesarias para su realización. También es preferible para las personas de presión baja, evitar adoptar esta postura por mucho tiempo. Un calentamiento básico de movimientos suaves de articulaciones puede ser incluido como preparación.
- Beneficios: Mejora la postura y expande la caja torácica. Ayuda al equilibrio, fortalece la autoestima y la autovaloración. Ayuda a obtener claridad en los momentos de confusión y es recomendable para cuando invaden sentimientos abrumadores, es la postura para

adoptar cuando "el árbol no nos permite ver el bosque".

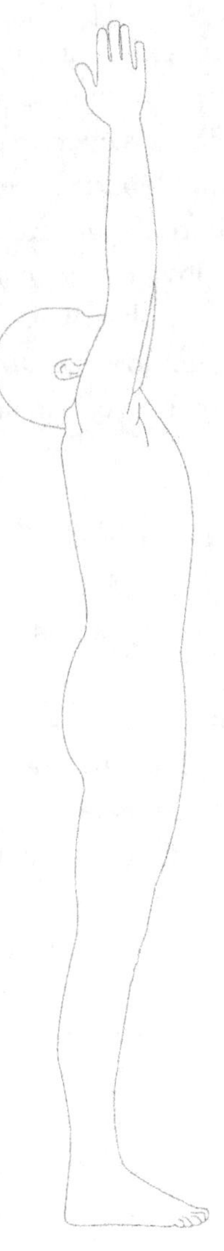

Postura de *La Palmera* (*Urdhva Hastasana*)

- Instrucciones paso a paso: Iniciamos en *Tadasana*. Colócate de pie con el cuerpo erguido. Deja los pies juntos y los brazos a ambos lados de tu cuerpo. Los pies deben estar enraizados, separa los dedos para usar todos los puntos de apoyo. Reparte el peso de tu cuerpo de manera uniforme sobre ambos pies y presiona los dedos y talones contra el suelo. Contrae la zona lumbar, llevando la pelvis hacia adelante y separando la caja torácica de la pelvis, esto alargará la columna y retraerá el abdomen.

Extiende los brazos hacia el suelo con las manos activas, conscientes, y los dedos abiertos y separados pero sin tensión. Separa los brazos ligeramente del cuerpo y aleja los hombros de las orejas.

Activa las rodillas y contrae las caderas, mete el abdomen y expande el pecho. Inhala profundo, sin aflojar el abdomen y aguanta la respiración un momento. Recuerda que la respiración es torácica. Fija la mirada en un punto y mantenla allí. Exhala.

Inhala y levanta los brazos extendidos hacia arriba. Trata de que las palmas se toquen por sobre tu cabeza y lleva las puntas de los dedos al cielo. Si para que tus manos se junten sobre tu cabeza debes doblar los codos, prueba extender las manos hacia arriba sin necesidad de que se toquen las palmas. Solo siente el alargamiento de todo tu cuerpo. Exhala y baja los brazos. Relaja.

- Cuidados, recaudos, advertencias y

precauciones: Casi idénticos a los de *Tadasana*. Si tienes problemas de equilibrio, intenta adaptar la postura separando los pies al ancho del hueso de las caderas. Si tienes problemas de codos o de hombros, no intentes juntar las palmas por encima de tu cabeza. Solo eleva lo que puedas los brazos. Esta postura es básica y no requiere precalentamiento. Si sabes que tu flexibilidad es limitada o sufres de alguna lesión que se vea comprometida en el movimiento antes descrito o tienes algún grado de escoliosis, es preferible pasar a otra posición o consultar con un médico sobre las precauciones necesarias para su realización. También es preferible para las personas de presión baja, evitar esta postura. Un calentamiento básico de movimientos suaves de articulaciones puede ser incluido como preparación.

- Beneficios: Da un mayor estiramiento que *Tadasana*, manteniendo los mismos beneficios que la postura base y un mayor trabajo de los brazos y los hombros. Fortalece y flexibiliza la musculatura de la escápula y los brazos. Libera la tensión muscular causada por estrés y fortalece la respiración.

La postura de *Media Pinza* (*Ardha Uttanasana*)

- Instrucciones paso a paso: Se puede practicar con los pies juntos o separados. Es una postura preparatoria de la siguiente. Como con los pies separados resulta más estable, lo recomiendo para iniciar y, al dominar la posición, juntar los pies y posteriormente pasar a la postura siguiente.

Separa los pies del ancho de la cadera y apoya toda la planta de los pies. Los pies deben estar enraizados, separa los dedos para usar todos los puntos de apoyo. Reparte el peso de tu cuerpo de manera uniforme sobre ambos pies y presiona los dedos y talones contra el suelo. Expande el pecho y mantén los hombros lejos de las orejas. Puedes llevar las manos a la cintura para alargar bien la espalda. Luego, flexiona el tronco del cuerpo hacia adelante, formando un ángulo de 90° con las piernas.

La espalda debe permanecer recta, evita redondearla o arquearla. Mantén el cuello alineado con la espalda. El ombligo va hacia adentro y continúa descendiendo sin alterar las piernas. Es posible agregar un punto de apoyo como el respaldo de una silla para apoyar nuestras manos.

Cuando resulte fácil bajar al respaldo, puedes usar el asiento de la silla para descender más y posteriormente prescindir de ella.

- Cuidados, recaudos, advertencias y precauciones: Es una postura simplificada, por lo cual es conveniente irla incluyendo paulatinamente en la práctica. Al bajar más la cabeza, se convierte en una postura de flexión hacia delante y de media inversión, ya que la cabeza está por debajo del corazón. Es preferible evitar las posturas invertidas de tener lesiones o dolores sin diagnosticar en el cuello u hombros, problemas cardíacos o de tiroides. En estos casos, se recomienda pasar a otra posición o consultar con un médico sobre las precauciones necesarias para su realización. Esta posición puede sobreexigir la zona lumbar de no realizarse con cuidado. Un calentamiento básico de movimientos suaves de articulaciones puede ser incluido como preparación.
- Beneficios: Estira toda la longitud de la espalda, mejora la flexibilidad y el equilibrio. Es un gran relajante y ayuda a liberar el estrés. También, ayuda con afecciones respiratorias como la sinusitis y el asma porque fortalece los pulmones y la oxigenación.

La postura de *Pinza completa* (Uttanasana)

- Instrucciones paso a paso: Requiere *Ardha Uttanasana* como preparatoria. Se puede practicar con los pies juntos o separados. Como separados resulta más estable, lo recomiendo para iniciar y, al dominar la posición, juntar los pies.

Separa los pies del ancho de la cadera y apoya toda la planta de los pies. Los pies deben estar enraizados, separa los dedos para usar todos los puntos de apoyo. Reparte el peso de tu cuerpo de manera uniforme sobre ambos pies y presiona los dedos y talones contra el suelo. Expande el pecho y mantén los hombros lejos de las orejas. Puedes llevar las manos a la cintura para alargar bien la espalda.

Luego, flexiona el tronco del cuerpo hacia adelante, formando un ángulo de 90° con las piernas.

La espalda debe permanecer recta, evita redondearla o arquearla. Mantén el cuello alineado con la espalda. El ombligo va hacia adentro y continúa descendiendo sin alterar las piernas.

Al principio, se permite doblar suave las rodillas o usar apoyos más bajos como en *Ardha Uttanasana,* pero la posición completa la alcanzarás al tocar el piso con la palma de las manos extendidas sobre el *mat.* Mientras consigues descender hasta el suelo, puedes apoyar tus manos en tus pantorrillas o en algún objeto más bajo que una silla e ir ampliando tu flexibilidad.

La posición final de las manos es paralelas a los pies, a los costados del cuerpo y con los dedos y la palmas extendidas sobre el piso. Completa, la pinza es una posición de dificultad media, así que no te presiones a alcanzarla. Es recomendable hacer la versión anterior mientras se va ampliando la flexibilidad y la conexión con el cuerpo y sus necesidades.

- Cuidados, recaudos, advertencias y precauciones: Es una postura más avanzada, por lo cual es conveniente irla incluyendo paulatinamente en la práctica por medio de las posturas preparatorias. Es de flexión hacia delante y media inversión, ya que la cabeza está por debajo del corazón. Es preferible evitar las posturas invertidas de tener lesiones o dolores sin diagnosticar en el cuello u hombros, problemas cardíacos o de tiroides. En estos casos, se recomienda pasar a otra posición o consultar con un médico sobre las precauciones necesarias para su realización. Esta posición puede sobreexigir la zona lumbar de no realizarse con cuidado. El calentamiento es importante al realizar posturas de dificultad media, mantener el peso en los pies completos y no forzar rodillas.

- Beneficios: Estira toda la longitud de la espalda, mejora la flexibilidad y el equilibrio. Es un gran relajante y ayuda a liberar el estrés. Es recomendable para mejorar la digestión y ayudar con los malestares menstruales. También, ayuda con afecciones respiratorias como la sinusitis y el asma porque fortalece los pulmones y la oxigenación.

Postura *Ecuestre o del Caballo* (*Ashwa Sancha-lanasana*)

- Instrucciones paso a paso: Sumamente similar a *Anjaneyasana*, pero no deben confundirse. Esta postura es tan benéfica que se encuentra en el *Saludo al Sol*. No es una postura para hacer sin calentamiento previo.

Se parte de *Uttanasana*. Separa los pies del ancho de la cadera y apoya toda la planta de los pies. Los pies deben estar enraizados, separa los dedos para usar todos los puntos de apoyo. Reparte el peso de tu cuerpo de manera uniforme sobre ambos pies y presiona los dedos y talones contra el suelo. Expande el pecho y mantén los hombros lejos de las orejas. Luego, flexiona el tronco del cuerpo hacia adelante hasta tocar el suelo con las manos.

Apoya bien las manos a los lados de los pies, dobla las rodillas e inclina un poco tu torso hacia adelante. Cuando encuentres equilibrio, da un paso largo hacia atrás con uno de los dos pies y dobla la rodilla de adelante sin sobrepasar el pie. Toca el *mat* con la rodilla de la pierna de atrás. Mantén los brazos estirados.

En la postura final, el peso del cuerpo deberá estar sostenido por las manos, el pie de la pierna delantera, la rodilla y los dedos del pie de la pierna trasera

Mantén el pecho bien abierto y el tronco deberá arquearse hacia atrás con suavidad. La mirada se dirige hacia arriba y la cadera se empuja con suavidad hacia adelante.

Inhala antes de abandonar la postura. En la exhalación, lleva el cuerpo hacia delante, afianza los brazos y regresa a la cadera a posición neutral. Vuelve el pie nuevamente a la posición inicial e incorpórate lentamente. Siendo la cabeza lo último en subir.

Inhala y exhala varias veces, y repite la posición llevando atrás el otro pie.

- Cuidados, recaudos, advertencias y precauciones: Esta postura requiere un precalentamiento. Si sabes que tu flexibilidad es limitada o sufres de alguna lesión que se vea comprometida en el movimiento antes descrito, es preferible pasar a otra posición o consultar con un médico sobre las precauciones necesarias para su realización. También evitar la posición de tener lesiones o dolores lumbares, tener mucho cuidado con todas las posturas que incluyen estiramiento hacia atrás. También, en caso de contar con problemas cervicales o de cuello, la mirada debe mantenerse al frente para no lesionar el cuello.

- Beneficios: Estira toda la longitud de la espalda, mejora la flexibilidad y el equilibrio. Es un gran relajante y ayuda a liberar el estrés. Es recomendable para mejorar la digestión y ayudar con los malestares menstruales. También, ayuda con afecciones respiratorias como la sinusitis y el asma porque fortalece los pulmones y la oxigenación. Ayuda a la concentración y a la focalización.

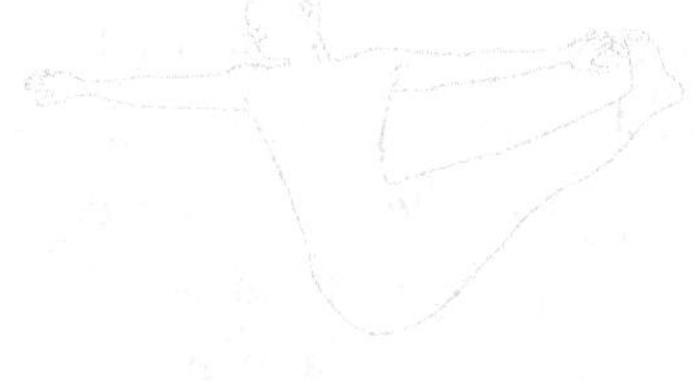

Postura de *Torsión en el suelo* (*Jathara Parivartanasana*)

- Instrucciones paso a paso: Veremos esta torsión junto con un par de posibles variantes para los distintos niveles.

Extiende el *mat* y recuestate boca arriba con los brazos extendidos en cruz y las palmas de las manos hacia abajo. Revisa que tu cuello no esté tensionado y que tus hombros estén lejos de tus orejas y apoyados en el *mat*. Recoge y flexiona las piernas hacia el pecho. Esta posición trabajará mucho la zona lumbar, así que préstale atención a esa zona y posibles tirones.

Lentamente, deja caer las piernas flexionadas y juntas hacia un costado hasta que estén en contacto con el *mat*. No le cambies el ángulo y mantenlas a la altura del pecho. Acerca las rodillas a la axila. Este movimiento elimina la curva lumbar, disminuyendo la presión adicional sobre los discos intervertebrales. Inhala y exhala profundamente y concéntrate en todo tu cuerpo y en cómo se descomprime tu espalda. Si el hombro opuesto se levanta un poco del suelo, no te preocupes. Es importante controlar que las rodillas vayan hacia la axila, los hombros ya bajarán. Quédate unas cinco respiraciones y repite hacia el otro lado.

Veremos también las posibles variantes. Al iniciar, puedes dejar las piernas flexionadas y cercanas a la axila, pero al ir avanzando puedes estirar las piernas en esta posición. Los pies apuntarán a la mano extendida. Gira la cabeza hacia el otro lado y descansa. Al aumentar más la dificultad, puedes desplazar el pie superior hacia arriba y agarrarlo con la mano, relajando toda la pierna inferior desde el glúteo hasta el pie. Quédate unas cinco respiraciones y repite hacia el otro lado.

Si tienes problemas de flexibilidad o dificultad para hacer la primera versión, puedes usar un ladrillo especial para Yoga, una caja de zapatos o un cojín duro, y colocarlo entre las rodillas flexionadas o debajo de las rodillas para no hacer la torsión de cuerpo completa. Quédate también unas cinco respiraciones y repite hacia el otro lado. Con el tiempo irás ampliando tu rango de movimiento y ganando flexibilidad.

- Cuidados, recaudos, advertencias y precauciones: No se recomienda realizar en caso de diarrea o malestar estomacal. Como toda postura que comprime el abdomen, no realizarla si transitas un embarazo o en caso de haberse realizado alguna operación abdominal. Tampoco se recomienda su práctica si se padece alguna dolencia o lesiones de rodillas o lumbar. Si sabes que tu flexibilidad es limitada o sufres de alguna lesión que se vea comprometida en el movimiento antes descrito, es preferible pasar a otra posición o consultar con un médico sobre las precauciones necesarias para su realización. Un calentamiento básico de movimientos suaves de articulaciones puede ser incluido como preparación.

- Beneficios: Mejora la postura y es buena para los músculos abdominales. Trabaja y estira la zona lumbar, descomprimiendo vértebras. Ayuda con los problemas digestivos. Con la repetición frecuente mejora la postura y los dolores relacionados. Es recomendable después de estar mucho tiempo en posiciones sedentarias de oficina.

Postura de *La Tabla* (*Kumbhakasana*)

- Instrucciones paso a paso: Inicia en postura mesa, con apoyos en las manos y las rodillas. Apoya las manos sobre el *mat* bien extendidas, con los dedos abiertos y el dedo corazón dirigido hacia adelante. Los codos y los hombros deben estar alineados con las muñecas. Las rodillas al ancho de las caderas.

Estira una pierna hacia atrás, trasladando el punto de apoyo a los dedos flexionados y los metatarsos. Luego lleva la otra pierna atrás y traslada el peso. Mantén los pies separados en el ancho de caderas.

Busca crear una línea una diagonal entre los talones, la pelvis y la cabeza. Respira tranquilamente, repartiendo el peso entre las manos y los pies. Los hombros deben estar relajados, un poco hacia atrás. El bajo vientre sujeto, intenta suavizar la lumbar manteniendo los abdominales firmes. Para proteger la zona lumbar, puedes hacer una suave basculación de la pelvis hacia adelante pero manteniendo la línea imaginaria diagonal entre los talones y la cabeza.

Mantén el apoyo en las manos abiertas y los metatarsos, desde la almohadilla del dedo gordo hasta la almohadilla del dedo pequeño.

La variante más avanzada es, una vez alcanzada esta postura, levantar una pierna hacia arriba, de esta forma el peso se divide entre tres puntos. Respirar. Aquí se trabaja más la fuerza y el equilibrio. Luego, cambiar la pierna elevada, respirar en la postura y bajar lentamente.

Si la primera versión te resultó difícil o prefieres iniciar con una adaptación simplificada para principiantes, puedes variar las manos por los codos. Apoya los codos y los antebrazos en el ancho de los hombros, manteniendo las palmas abiertas contra el *mat*. Lleva los pies hacia atrás como en las indicaciones anteriores y mantén la línea imaginaria que une tu cabeza con tus talones. Respira en la postura.

Simplificando incluso más la postura, puedes mantener el peso en las rodillas y solo hacer la inclinación hacia adelante, creando una línea diagonal entre tu cabeza y el final de tu espalda.

Para salir de la postura, exhala y lleva los glúteos a los talones para sentarte.

La postura completa es una postura de fuerza integral, por lo que puedes ir haciendo las variantes más fáciles y desarrollando fuerza progresivamente hasta alcanzar la versión avanzada.

- Cuidados, recaudos, advertencias y precauciones: Requiere precalentamiento y equilibrio. Si sabes que tu flexibilidad es limitada o sufres de alguna lesión que se vea comprometida en el movimiento antes descrito, es preferible pasar a otra posición o consultar con un médico sobre las precauciones necesarias para su realización. Personas que sufren de presión baja, hernias de disco cervical o lumbar, deben hacer las versiones simplificadas.
- Beneficios: Esta postura aumenta la confianza y la fortaleza mental, aunque también trabaja la fortaleza física. Ayuda a elevar la temperatura y vibración del cuerpo. Fortalece muñecas, columna, caderas, musculatura de abdomen, brazos y piernas.

Postura de *Bastón de 4 Apoyos* (*Chaturanga*)

- Instrucciones paso a paso: Esta postura es intermedia, pero también te presentaré una forma de hacerla a nivel principiante.

Para la postura completa, primero debes ir a una *plancha* como en la postura anterior. Inicia en postura mesa, con apoyos en las manos y las rodillas. Apoya las manos sobre el *mat* bien extendidas, con los dedos abiertos y el dedo corazón dirigido hacia adelante. Los codos y los hombros deben estar alineados con las muñecas. Las rodillas al ancho de las caderas.

Estira una pierna hacia atrás, trasladando el punto de apoyo a los dedos flexionados y los metatarsos. Luego lleva la otra pierna atrás y traslada el peso. Los pies separados en el ancho de caderas.

Busca crear una línea diagonal entre los talones, la pelvis y la cabeza. Respira tranquilamente, repartiendo el peso entre las manos y los pies. Los hombros deben estar relajados, un poco hacia atrás. El bajo vientre sujeto, intenta suavizar la lumbar manteniendo los abdominales firmes.

Para entrar a *Chaturanga,* mantén la mirada hacia el frente y los talones jalando hacia atrás. Toma aire. Flexiona los codos hacia el interior del cuerpo, apuntando hacia el ombligo, y en una exhalación baja flexionando los brazos. Debes quedar en una posición recta, paralela al piso con el peso sostenido por cuatro puntos y los brazos flexionados cerca del cuerpo. Es importante no llevar los hombros al frente y mantener la tensión abdominal. La espalda debe permanecer en una línea recta y la fuerza en brazos y hombros.

Si la primera versión te resultó difícil o prefieres iniciar con una adaptación simplificada para principiantes, puedes usar dos cobijas o acolchados para sostener la postura. Doblalas hasta conseguir una altura un poco menor al largo de tus antebrazos, colocala debajo tuyo. Ubícate sobre la pila de mantas, de manera que el pecho y el pubis queden sobre ellas. Coloca las manos en la posición de la postura, flexionadas al costado del cuerpo, con las manos abiertas apoyadas en la línea de las axilas. No permitas que los hombros se vayan para adelante, sino que alarga el cuello. Coloca los pies en posición y traslada el peso a los metatarsos, levantándote del escalón de mantas. Inhala y desciende sobre tu apoyo.

- Cuidados, recaudos, advertencias y precauciones: Requiere precalentamiento y fuerza de brazos y hombros. Si sabes que tu flexibilidad es limitada o sufres de alguna lesión que se vea comprometida en el movimiento antes descrito, es preferible pasar a otra posición o consultar con un médico sobre las precauciones necesarias para su realización. Personas que sufren de dolores de lumbar deben hacer la versión simplificada.
- Beneficios: Ayuda al fortalecimiento de hombros, brazos y muñecas. Es preparatoria para otras posturas de mayor complejidad y tonifica el abdomen.

CINCO

POSTURAS DE PIE

Mi alumna más entusiasta y querida, ahora profesora de Yoga también, me dijo en su primera clase algo que nunca voy olvidar. Entró a la clase para acompañar a una amiga y dijo: "El Yoga no es para mí, no me gusta andar retorciéndome en el suelo". Para ella y para todas las personas que prefieren iniciarse en la práctica del Yoga desde una postura de pie, es que quiero dedicar este capítulo.

El Yoga es una disciplina integral y las posturas de pie trabajan el equilibrio, la fuerza de piernas y estira los músculos. Además, ayudan a obtener claridad y son prácticas para situaciones en las que no tenemos un *mat* cerca pero sí la necesidad de reconectar y activar nuestro cuerpo.

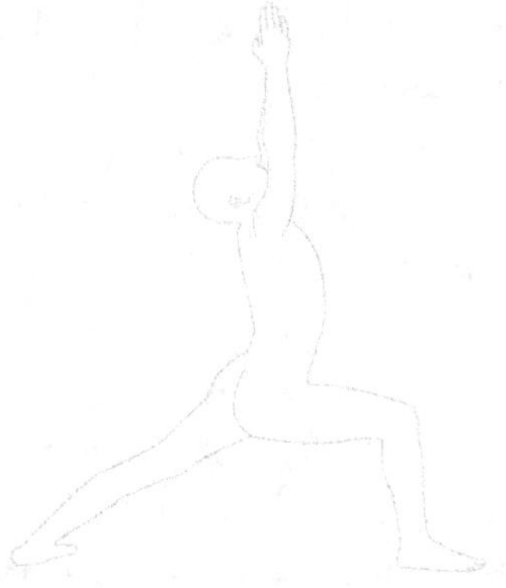

Postura del *Guerrero I* (*Virabhadrasana I*)

- Instrucciones paso a paso: Extiende el *mat* y párate en una esquina en *Tadasana*. Colócate de pie con el cuerpo erguido. Deja los pies juntos y los brazos a ambos lados de tu cuerpo. Los pies deben estar enraizados, separa los dedos para usar todos los puntos de apoyo. Reparte el peso de tu cuerpo de manera uniforme sobre ambos pies y presiona los dedos y talones contra el suelo. Alinea tu cuerpo, respetando la curvatura natural de tu columna vertebral. Contrae la zona lumbar, llevando la pelvis hacia adelante y separando la caja torácica de la pelvis, esto alargará la columna y retraerá el abdomen. Esta es la postura de *Montaña* que ya vimos y será la base de la que partirán muchas otras.

Extiende los brazos hacia el suelo con las manos activas, conscientes, y los dedos abiertos y separados pero sin tensión. Separa los brazos ligeramente del cuerpo y aleja los hombros de las orejas.

Aprieta las rodillas y contrae las caderas, mete el abdomen y expande el pecho. Inhala profundo, sin aflojar el abdomen y aguanta la respiración un momento. *Tadasana* pide respiración torácica. Fija la mirada en un punto y mantenla allí.

Exhala. Siente cómo todo tu cuerpo está activado y, ahora, vamos a entrar en el *Guerrero I*. Inhala y lleva el pie derecho atrás. Dependiendo del largo de tus piernas y de tu flexibilidad, podrás llevar la pierna más atrás.

Dobla la pierna de adelante, que la rodilla no se adelante del tobillo. Asegúrate que tus caderas apunten hacia adelante, puedes usar la dirección del *mat* como guía. Al principio, puedes no apoyar la totalidad del pie de atrás, pero en la postura completa el talón debe ir apoyado en el *mat* para dar dos puntos de apoyo perfectos.

Eleva los brazos hacia el cielo por arriba de la cabeza, relaja los hombros. Al principio, sube los brazos paralelos con las palmas mirándose, los dedos juntos y apuntando al cielo. Conforme vayas ganando equilibrio, junta las manos en oración por sobre tu cabeza sin tensar los hombros. En esta postura, no se debe arquear la espalda, por lo que mantén la abertura torácica normal y relajada, sin tensionar ni forzar las costillas. La mirada puede ir al frente o hacia arriba, aunque recomiendo fijar la mirada en los pulgares de las manos.

Para salir de la postura, levanta el pie que está atrás y regresa a *Tadasana*. Repetir con el otro pie.

- Cuidados, recaudos, advertencias y
  precauciones: Si tienes problemas de equilibrio,
  no des un paso muy largo hacia atrás al inicio. Si

tienes problemas de codos o de hombros, no intentes juntar las palmas por encima de tu cabeza, solo eleva lo que puedas los brazos. Si sabes que tu flexibilidad es limitada o sufres de alguna lesión que se vea comprometida en el movimiento antes descrito, es preferible pasar a otra posición o consultar con un médico sobre las precauciones necesarias para su realización. También es preferible para las personas de presión baja, evitar esta postura. Un calentamiento básico de movimientos suaves de articulaciones o una práctica de las posturas descritas en el capítulo anterior es recomendado como preparación.

- Beneficios: Fortalece los muslos, los hombros y la espalda. Ayuda a fortalecer la resistencia, el equilibrio y la coordinación. Tiene un trabajo importante de los arcos de los pies, por lo que es recomendable para personas que necesiten ejercitar la planta de los pies. También estira el pecho y libera los pulmones, mejorando la capacidad respiratoria y tonificando todo el cuerpo.

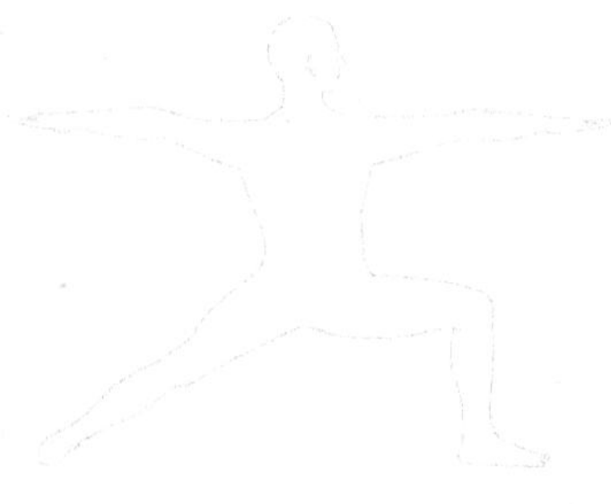

Postura del *Guerrero II* (*Virabhadrasana II*)

- Instrucciones paso a paso: Esta variación de la postura es similar a la anterior, pero presta atención a las caderas y los brazos que difieren. Extiende el *mat* y párate en una esquina en *Tadasana*. Colócate de pie con el cuerpo erguido. Deja los pies juntos y los brazos a ambos lados de tu cuerpo. Los pies deben estar enraizados, separa los dedos para usar todos los puntos de apoyo. Reparte el peso de tu cuerpo de manera uniforme sobre ambos pies y presiona los dedos y talones contra el suelo. Alinea tu cuerpo respetando la curvatura natural de tu columna vertebral. Contrae la zona lumbar, llevando la pelvis hacia adelante y separando la caja torácica de la pelvis, esto alargará la columna y retraerá el abdomen. Extiende los brazos hacia el suelo con las manos activas, conscientes, y los dedos abiertos y separados pero sin tensión. Separa los brazos ligeramente del cuerpo y aleja los hombros de las orejas.

Aprieta las rodillas y contrae las caderas, mete el abdomen y expande el pecho. Inhala sin aflojar el abdomen y aguanta la respiración un momento. *Tadasana* pide respiración torácica. Fija la mirada en un punto y mantenla allí.

Exhala. Siente cómo todo tu cuerpo está activado y, ahora, vamos a entrar en el *Guerrero II*. Inhala y lleva el pie derecho atrás. Dependiendo del largo de tus piernas y de tu flexibilidad, podrás llevar la pierna más atrás y apoyar la planta completa, si no puedes, levanta el talón.

Dobla la pierna de adelante, que la rodilla no se adelante del tobillo. Esta vez, apunta tus caderas hacia el costado, puedes usar un lado del *mat* como guía y quedar paralelo.

Eleva los brazos a los costados a la altura de los hombros, relaja los hombros. Las palmas abiertas como punta de lanzas. La mirada hacia la mano de adelante.

Para salir de la postura, levanta el pie que está atrás y regresa a *Tadasana*. Repetir con el otro pie.

- Cuidados, recaudos, advertencias y precauciones: Si tienes problemas de equilibrio, no des un paso muy largo hacia atrás al inicio. Cuida que la rodilla de adelante no se adelante más que el talón, porque puede lesionarse. Si tienes problemas de hombros, solo eleva lo que puedas los brazos. Si sabes que tu flexibilidad es limitada o sufres de alguna lesión que se vea comprometida en el movimiento antes descrito, es preferible pasar a otra posición o consultar con un médico sobre las precauciones necesarias para su realización. También es preferible para las personas de presión baja, evitar esta postura. Un calentamiento básico de movimientos suaves de articulaciones o una práctica de las posturas descritas en el capítulo anterior es recomendado como preparación.

- Beneficios: Como la primera versión, esta postura fortalece los muslos, los hombros y la espalda. Ayuda a fortalecer la resistencia, el equilibrio y la coordinación. Ayuda a enfocar la mente en una tarea y a encarar las preocupaciones con energía renovada. También estira el pecho y los pulmones, mejorando la capacidad respiratoria y tonificando todo el cuerpo.

Postura del *Guerrero III* (*Virabhadrasana* III)

- Instrucciones paso a paso: Con un nivel de mayor dificultad que el Guerrero I y II, primero veremos la postura completa y luego una forma de llegar desde un nivel de principiante.

Extiende el *mat* y párate en la esquina inferior en *Tadasana*. Colócate de pie con el cuerpo erguido. Deja los pies juntos y los brazos a ambos lados de tu cuerpo. Los pies deben estar enraizados, separa los dedos para usar todos los puntos de apoyo. Reparte el peso de tu cuerpo de manera uniforme sobre ambos pies y presiona los dedos y talones contra el suelo. Alinea tu cuerpo respetando la curvatura natural de tu columna vertebral. Contrae la zona lumbar, lleva la pelvis hacia delante y separa la caja torácica de la pelvis. Esto alargará la columna y retraerá el abdomen. Extiende los brazos hacia el suelo con las manos activas, conscientes, y los dedos abiertos y separados pero sin tensión. Separa los brazos ligeramente del cuerpo y aleja los hombros de las orejas.

Aprieta las rodillas y contrae las caderas, mete el abdomen y expande el pecho. Inhala profundo, sin aflojar el abdomen y aguanta la respiración un momento. *Tadasana* pide respiración torácica. Fija la mirada en un punto y mantenla allí.

Respira varias veces y, cuando logres concentración en el momento, da un paso hacia adelante con la pierna derecha, con los brazos extendidos hacia delante y traslada tu peso a esa pierna. Extiende esa pierna al tiempo que levantas la pierna izquierda. Los brazos y la pierna izquierda deben formar una línea recta sostenida por la pierna derecha. Lleva la mirada a las manos extendidas hacia adelante como recibiendo.

Inhala manteniendo el equilibrio y regresa a la posición inicial dando un paso atrás.

Si eres principiante o tienes dificultades para mantener el equilibrio, recomiendo practicar la postura frente a una pared o al respaldo de una silla. Apoya las manos sobre la pared o el respaldo y busca en crear un ángulo recto entre tus brazos extendidos y tus piernas. Fíjate que la espalda esté derecha y los hombros y brazos no se cierren hacia el pecho. Aleja los hombros de las orejas.

Cuando estés en esta postura, eleva tu pierna izquierda hasta formar una línea con tus brazos, tu espalda y tu pierna. Inhala por nariz y mantén la postura unas respiraciones. Luego exhala bajando la pierna.

Repite con el otro pie, sea la versión avanzada o para principiantes.

- Cuidados, recaudos, advertencias y precauciones: No realizarla con dolor de cabeza. Si sabes que tu flexibilidad es limitada o sufres de alguna lesión que se vea comprometida en el movimiento antes descrito, es preferible pasar a otra posición o consultar con un médico sobre las precauciones necesarias para su realización. También es preferible para las personas de presión baja, evitar esta postura. Un calentamiento básico de movimientos suaves de articulaciones o una práctica de las posturas descritas en el capítulo anterior es recomendado como preparación.
- Beneficios: Esta postura es dinámica. Mejora la memoria y la concentración, además de que aumenta el equilibrio y trabaja la fuerza de las piernas. También, como sus versiones anteriores, estira el pecho y libera los pulmones, mejorando la capacidad respiratoria y tonificando todo el cuerpo.

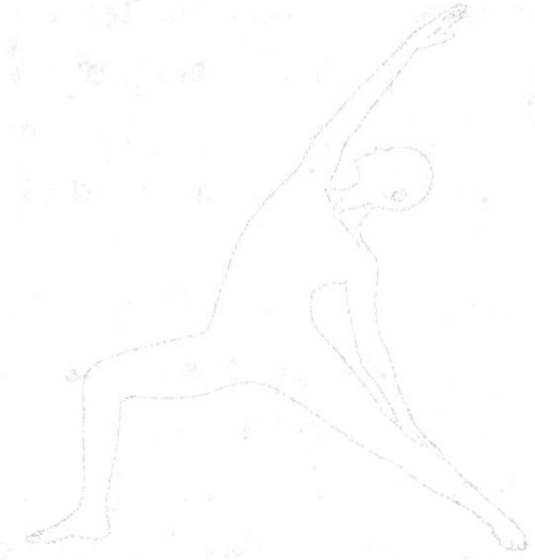

Postura del *Guerrero en Reversa* (*Viparita Virabhadrasana*)

- Instrucciones paso a paso: Extiende el *mat* y, como en las posturas de este capítulo, párate en la esquina inferior en *Tadasana*. Colócate de pie con el cuerpo erguido. Deja los pies juntos y los brazos a ambos lados de tu cuerpo. Los pies deben estar enraizados, separa los dedos para usar todos los puntos de apoyo. Reparte el peso de tu cuerpo de manera uniforme sobre ambos pies y presiona los dedos y talones contra el suelo. Alinea tu cuerpo respetando la curvatura natural de tu columna vertebral. Contrae la zona lumbar, llevando la pelvis hacia adelante y separando la caja torácica de la pelvis, esto alargará la columna y retraerá el abdomen. Extiende los brazos hacia el suelo con las manos activas, conscientes, y los dedos abiertos y separados pero sin tensión. Separa los brazos ligeramente del cuerpo y aleja los hombros de las orejas.

Aprieta las rodillas y contrae las caderas, mete el abdomen y expande el pecho. Inhala profundo, sin aflojar el abdomen y aguanta la respiración un momento. *Tadasana* pide respiración torácica. Fija la mirada en un punto y mantenla allí.

Respira varias veces y, cuando logres concentración en el momento, separa bien las piernas y brazos. Los pies deben quedar separados más allá del ancho de caderas y paralelos con los talones alineados. Coloca los brazos extendidos en cruz a los costados, al nivel de los hombros con las palmas hacia abajo.

Respira profundo en esta postura y luego, gira el pie derecho para que apunte hacia adelante. Flexiona la pierna derecha hasta que la rodilla quede a la altura del talón, mientras mantienes la pierna trasera extendida acompañando el movimiento. Abre las caderas y lleva la pelvis hacia el centro.

Cuando estés seguro de tu equilibrio y tus pies bien enraizados, descansa tu mano izquierda sobre el costado de tu pierna extendida y lleva tu mano derecha por sobre tu cabeza hacia la izquierda formando un arco. Esto estirará toda tu columna, inhala y permanece un la postura unas respiraciones.

- Cuidados, recaudos, advertencias y precauciones: Si tienes problemas de equilibrio o de cadera, no separes tanto las piernas. Cuida que la rodilla no se adelante más que el talón, porque puede lesionarse. Si tienes problemas de hombros, solo eleva lo que puedas el brazo. Si sabes que tu flexibilidad es limitada o sufres de alguna lesión que se vea comprometida en el movimiento antes descrito, es preferible pasar a otra posición o consultar con un médico sobre las precauciones necesarias para su realización. No realizar con presión alta. Un calentamiento básico de movimientos suaves de articulaciones o una práctica de las posturas descritas en el capítulo anterior es recomendado como preparación.

- Beneficios: Fortalece las piernas y da energía a todo el cuerpo. Estira la cintura y abre las caderas. Es una postura energizante y, por lo tanto, más recomendable para la mañana. Trabaja el equilibrio y la flexibilidad de toda la columna.

Postura del *Árbol* (*Vrksasana*)

- Instrucciones paso a paso: Personalmente, no puedo contenerme de decir que esta postura es hermosa y perfecta para principiantes.

Iniciarás en *Tadasana*. Colócate de pie con el cuerpo

erguido. Deja los pies juntos y los brazos a ambos lados de tu cuerpo. Los pies deben estar enraizados, separa los dedos para usar todos los puntos de apoyo. Reparte el peso de tu cuerpo de manera uniforme sobre ambos pies y presiona los dedos y talones contra el suelo. Alinea tu cuerpo respetando la curvatura natural de tu columna vertebral. Contrae la zona lumbar, llevando la pelvis hacia adelante y separando la caja torácica de la pelvis. Extiende los brazos hacia el suelo con las manos activas, conscientes, y los dedos abiertos y separados pero sin tensión. Separa los brazos ligeramente del cuerpo y aleja los hombros de las orejas.

Aprieta las rodillas y contrae las caderas, mete el abdomen y expande el pecho. Inhala profundo, sin aflojar el abdomen y aguanta la respiración un momento. *Tadasana* pide respiración torácica. Fija la mirada en un punto y mantenla allí.

La mirada es parte de tu equilibrio. Si tu mirada deambula por la habitación, perderás firmeza. Inicia con tu pierna dominante, asegúrate de que sea un apoyo firme y enraizado. Sube la otra pierna flexionada con la rodilla apuntando hacia el costado. Agarra tu pie y lo colócalo con la planta lo más alto que puedas en tu pierna dominante. En la postura más avanzada, la planta debe apoyarse en la cara interna del otro muslo con la punta del pie se dirige hacia abajo. Al iniciar, apoya tu pie no dominante lo más alto que puedas. Mantén las caderas apuntando al frente.

Cuando estés en equilibrio, extiende tus dos brazos hacia el cielo. Las manos pueden unirse o no. Mantén el cuello y los hombros relajados. Respira largo y profundo.

- Cuidados, recaudos, advertencias y precauciones: Si tienes problemas de equilibrio, de rodillas o de cadera, no subas el pie muy alto.

Será suficiente con apoyar la planta del pie a la altura del tobillo. Si tienes problemas de hombros, solo eleva lo que puedas los brazos. Si sabes que tu flexibilidad es limitada o sufres de alguna lesión que se vea comprometida en el movimiento antes descrito, es preferible pasar a otra posición o consultar con un médico sobre las precauciones necesarias para su realización. Un calentamiento básico de movimientos suaves de articulaciones o una práctica de las posturas descritas en el capítulo anterior es recomendado como preparación.

- Beneficios: Despeja la mente y brinda claridad. Amplía la capacidad de concentración. Fortalece los huesos de la cadera y las piernas. Trabaja el equilibrio y da sensación de estabilidad en otras áreas de la vida.

Postura del *Ángulo Lateral Extendido* (*Utthita Parsvakonasana*)

- Instrucciones paso a paso: Inicia en *Tadasana* mirando al costado del *mat*. Colócate de pie con el cuerpo erguido. Deja los pies juntos y los brazos a ambos lados de tu cuerpo. Los pies deben estar enraizados, separa los dedos para usar todos los puntos de apoyo. Reparte el peso de tu cuerpo de manera uniforme sobre ambos pies y presiona los dedos y talones contra el suelo. Alinea tu cuerpo respetando la curvatura natural de tu columna vertebral. Contrae la zona lumbar, llevando la pelvis hacia adelante y separando la caja torácica de la pelvis. Extiende los brazos hacia el suelo con las manos activas, conscientes, y los dedos abiertos y separados pero sin tensión. Separa los brazos ligeramente del cuerpo y aleja los hombros de las orejas.

A continuación, separa las piernas. Los pies deben quedar separados más allá del ancho de caderas y paralelos con los talones alineados. Gira el pie derecho 90° hacia adelante y orienta ligeramente el pie izquierdo hacia el interior para mantener el equilibrio.

Manteniendo el equilibrio, exhala y flexiona la rodilla derecha hasta que quede a la altura del tobillo derecho. Acompaña el acercarte al suelo con la mano derecha, que se apoya junto al pie. Mantén la pierna izquierda extendida.

Extiende el brazo izquierdo y llévalo hacia la oreja izquierda. Fija la mirada en el cielo y concéntrate en tu respiración. Repite la postura con la otra pierna. En la versión para principiantes, puedes apoyar el brazo que desciende en la rodilla, sin necesidad de llegar al suelo.

- Cuidados, recaudos, advertencias y

precauciones: Esta postura requiere precalentamiento. Si sabes que tu flexibilidad es limitada o sufres de alguna lesión que se vea comprometida en el movimiento antes descrito, es preferible pasar a otra posición o consultar con un médico sobre las precauciones necesarias para su realización. Evitar la postura de tener lesiones o dolores lumbares, tener mucho cuidado con todos las posturas que incluyen estiramiento hacia atrás. También, no es recomendable en caso de padecer de problemas cervicales o cuello.

- Beneficios: Estira toda la espalda y fortalece las piernas. Da claridad y libera el estrés. Mantiene la mente enfocada y ayuda a evitar la dispersión. Es una postura recomendable para estudiantes y personas que pasan mucho tiempo con trabajos de oficina.

Postura del *Corredor* (*Alanasana*)

- Instrucciones paso a paso: Extiende el *mat* y

párate en una esquina en *Tadasana*. Colócate de pie con el cuerpo erguido. Deja los pies juntos y los brazos a ambos lados de tu cuerpo. Los pies deben estar enraizados, separa los dedos para usar todos los puntos de apoyo. Reparte el peso de tu cuerpo de manera uniforme sobre ambos pies y presiona los dedos y talones contra el suelo. Alinea tu cuerpo respetando la curvatura natural de tu columna vertebral. Contrae la zona lumbar, llevando la pelvis hacia adelante y separando la caja torácica de la pelvis, esto alargará la columna y retraerá el abdomen. Extiende los brazos hacia el suelo con las manos activas, conscientes, y los dedos abiertos y separados pero sin tensión. Separa los brazos ligeramente del cuerpo y aleja los hombros de las orejas.

Aprieta las rodillas y contrae las caderas, mete el abdomen y expande el pecho. Inhala profundo, sin aflojar el abdomen y aguanta la respiración un momento. *Tadasana* pide respiración torácica. Fija la mirada en un punto y mantenla allí.

Exhala. Siente cómo todo tu cuerpo está activado y, ahora, vamos a entrar en el *Corredor*. Inhala y lleva avanza con el pie derecho. Dependiendo del largo de tus piernas y de tu flexibilidad, podrás llevar la pierna más adelante. Intenta que sea un paso grande, que la distancia del paso te permita descender sin tocar el *mat* con la pierna izquierda

Dobla la pierna de adelante, que la rodilla no se adelante del tobillo. Esta vez, apunta tus caderas y los pies hacia el frente. El pie queda atrás extendido, haciendo apoyo con la punta de los pies flexionados.

Eleva los brazos hacia el cielo y mira tus manos extendidas, relaja los hombros. Las palmas abiertas como punta de lanzas. Abre el pecho y respira.

Para salir de la postura, regresa a *Tadasana*. Repetir con el otro pie.

- Cuidados, recaudos, advertencias y precauciones: Si tienes problemas de equilibrio, no des un paso muy largo al inicio. Cuida que la rodilla de adelante no se adelante más que el talón, porque puede lesionarse la rodilla si no tienes mucha fuerza. Si tienes problemas de hombros, solo eleva lo que puedas los brazos. Si sabes que tu flexibilidad es limitada o sufres de alguna lesión que se vea comprometida en el movimiento antes descrito, es preferible pasar a otra posición o consultar con un médico sobre las precauciones necesarias para su realización. También es preferible para las personas con presión baja, evitar esta postura. Un calentamiento básico de movimientos suaves de articulaciones o una práctica de las posturas descritas en el capítulo anterior es recomendado como preparación.
- Beneficios: Fortalece los muslos, los hombros y la espalda. Ayuda a fortalecer la resistencia, el equilibrio y la coordinación. También ayuda a enfocar la mente en procesos creativos, realza la creatividad y el pensamiento original.

Postura del *Triángulo* (*Trikonasana*)

- Instrucciones paso a paso: Extiende el *mat* y párate en una esquina en *Tadasana*, estando de frente hacia el costado. Colócate de pie con el cuerpo erguido. Deja los pies juntos y los brazos a ambos lados de tu cuerpo. Los pies deben estar enraizados, separa los dedos para usar todos los puntos de apoyo. Reparte el peso de tu cuerpo de manera uniforme sobre ambos pies y presiona los dedos y talones contra el suelo. Alinea tu cuerpo respetando la curvatura natural de tu columna vertebral. Contrae la zona lumbar llevando la pelvis hacia adelante y separando la caja torácica de la pelvis, esto alargará la columna y retraerá el abdomen. Extiende los brazos hacia el suelo con las manos activas, conscientes, y los dedos abiertos y separados pero sin tensión. Separa los brazos ligeramente del cuerpo y aleja los hombros de las orejas.

Aprieta las rodillas y contrae las caderas, mete el abdomen y expande el pecho. Inhala profundo, sin aflojar el abdomen y aguanta la respiración un momento. *Tadasana* pide respiración torácica. Fija la mirada en un punto y mantenla allí.

Exhala. Siente cómo todo tu cuerpo está activado y para entrar en el *Triángulo*, da un paso lateral. Gira el pie derecho hacia su lado y el izquierdo solo un poco hacia la izquierda. Sube los brazos a los lados formando una cruz. Inhala expandiendo el pecho. Mantén los extendidos e inclina tu torso hacia la derecha. Ten cuidado de no inclinarte mucho hacia adelante.

Baja con la mano derecha. En la postura completa, mantienes ambos brazos extendidos transversales al cuerpo y a los lados, y toca el *mat* con la mano derecha.

Si te es difícil llegar a tocar el *mat*, lo cual es muy normal en el practicante inicial, apoya la mano derecha en la pierna de su lado.

Respira abajo. Vuelve a subir y repite para el otro lado.

- Cuidados, recaudos, advertencias y precauciones: Si tienes problemas de equilibrio o poca flexibilidad, no des un paso muy largo. Si tienes problemas de hombros, solo eleva lo que puedas los brazos. Si sabes que tu flexibilidad es limitada o sufres de alguna lesión que se vea comprometida en el movimiento antes descrito, es preferible pasar a otra posición o consultar con un médico sobre las precauciones necesarias para su realización. Un calentamiento básico de movimientos suaves de articulaciones o una práctica de las posturas descritas en el capítulo anterior es recomendado como preparación.

- Beneficios: Fortalece los muslos, los hombros y la espalda. Ayuda a fortalecer la resistencia, el equilibrio y la coordinación. Da flexibilidad a las caderas y alivia el estrés. Ayuda con la escoliosis y los problemas de espalda.

SEIS

BACKBENDS O FLEXIONES HACIA ATRÁS

Cuando empiezan a adentrarse en el mundo del Yoga, a conocer gran cantidad de posturas y de personas que las practican, se encontrarán con que los *backbends* son los grandes favoritos de muchos. ¡Incluso quizá de ustedes mismos! pero ¿qué son este tipo de prácticas y para qué sirven?

Las flexiones hacia atrás son posturas donde se trabaja fuertemente la flexibilidad de la columna vertebral, esa parte tan importante de nuestra anatomía que solemos castigar con largas horas de estar sentados o, más literalmente, con cargar pesadas mochilas, bolsos o hijos pequeños, entre otras tareas que repercuten en nuestra columna vertebral.

Con los *backbends* se abre el pecho y la espalda se estira, liberando el cuerpo de tensiones y permitiendo que la columna vertebral se descomprima. Son posturas que liberan muchas endorfinas y brindan una sensación de poder, porque al liberar la columna, el cuerpo se siente ligero y capaz. ¿Nunca has sentido que si te librarás de todas las cargas que llevas, serías capaz hasta de volar? Las *back-bends* trabajan ese sentimiento.

Si bien no son posturas de complejidad avanzada, no son tampoco posturas para hacer en frío. Antes de iniciarte en los *backbends*, debes calentar tus músculos y reconectar tu mente con las necesidades de tu cuerpo. No intentes *backbends* sin ejercicios previos, podrías causar un gran daño a tu columna vertebral. Tampoco inicies tu práctica en el Yoga por aquí, te aconsejo primero haber pasado por los otros capítulos y realizado las otras prácticas, para que hayas adquirido un conocimiento más integral de lo que tu cuerpo es capaz y de lo que necesitas trabajar.

Es imposible negar el componente estético de los *back-bends*, hay belleza en doblar la columna vertebral hacia atrás poniendo a prueba toda la flexibilidad del cuerpo y trabajando los músculos que normalmente atrofiamos en posturas rígidas. Es una de las pruebas de flexibilidad más grandes, por lo cual el internet está lleno de fotos de personas casi contorsionistas mostrando estas posturas, pero no te dejes llevar por los tutoriales descuidados o las personas poco calificadas que dan clases. El cuerpo es un instrumento maravilloso pero delicado, una herramienta fuerte y resistente pero de una calibración milimétrica, merece respeto.

Si llegaste hasta aquí en el viaje por las prácticas anteriores y no tienes ninguna lesión en la espalda que necesite de una autorización médica para ejercitar su flexibilidad, encontrarás gran regocijo en las posturas que te presento a continuación.

Postura del *Camello* (*Ustrasana*)

- Instrucciones paso a paso: Esta *Asana* es de una dificultad intermedia, por eso aconsejo realizar calentamientos previos y tener un conocimiento práctico de las posturas anteriores.

Colócate de rodillas con el cuerpo erguido, descansa los brazos a los costados. Las rodillas deben mantener el ancho de la cadera. Despega tus gluteos de tus talones, el cuerpo tiene que estar erguido.

En la versión completa de esta *Asana,* lleva las manos a la parte baja de la espalda, empuja la cadera hacia adelante. Sentirás cómo se estiran las vértebras lumbares. También puedes entrelazar las manos detrás de la espalda para abrir más el pecho.

Abre el pecho, eleva el esternón y, conforme empujes con las manos, lleva los hombros hacia atrás y lejos de las orejas. Mantén la mirada al frente y las cervicales estiradas.

Continúa el empuje del esternón siempre hacia el cielo y lleva los omóplatos juntos y abre el pecho cada vez un poco más. Mantén las piernas verticales, la pelvis en rotación interna, las lumbares estiradas y la barbilla como si un hilo la jalara desde el pecho.

Mantén la mirada al frente en cada inhalación. Cuando estés concentrado, exhala suavemente y deja caer la cabeza hacia atrás. Busca con tus manos los talones manteniendo los muslos activos. No dejes caer las piernas en ángulo hacia atrás, éstas deben permanecer rectas.

Cuando alcances tus talones, puedes ir agregando dificultad al ir llevando tus palmas por las plantas de los pies, hasta apoyarlas en el piso. Pero esta posición es de gran dificultad.

Respira profundo, para salir inhala profundo y empuja con toda la fuerza del pecho hacia el frente. Regresa a la posición vertical sobre las rodillas con los brazos a los costados. Siéntate sobre los talones y respira profundamente.

Si tienes problemas de lumbares o eres principiante en esta postura, te aconsejo proceder de la siguiente manera. Lleva las palmas de tus manos a las lumbares como soporte. Junta los codos abriendo el pecho y eleva el pecho al cielo sin perder la alineación de la cabeza. Suavemente, empuja el pubis hacia delante. Respira.

Esta es una versión simple, suave y respetuosa con las necesidades del cuerpo. Te aconsejo iniciar de aquí. Si sientes molestias luego de la postura, inclínate hacia delante y descansa la frente contra el *mat*.

Otra forma de hacer este trabajo es la siguiente. Colócate de rodillas con el cuerpo erguido, descansa los brazos a los costados. Las rodillas deben mantener el ancho de la cadera. Flexiona los pies, apoyando los dedos flexionados sobre el *mat* y elevando los talones del suelo. Despega tus gluteos de tus talones. El cuerpo tiene, como en la versión anterior, que estar erguido.

Abre el pecho, sube el esternón y lleva los brazos hacia atrás. Intenta tocar tus talones con los dedos. Empuja los muslos hacia adelante y permite que la espalda se arquee. Respira con el pecho abierto apuntando al cielo.

Para salir, coloca las manos en la cintura y elévate sobre las rodillas. Recuerda concentrarte en tus respiraciones en todo momento.

- Cuidados, recaudos, advertencias y precauciones: Esta postura es de dificultad media y requiere precalentamiento. Si sabes que tu flexibilidad es limitada o sufres de alguna lesión que se vea comprometida en el movimiento antes descrito, es preferible pasar a otra posición o consultar con un médico sobre las precauciones necesarias para su realización. Evitar la postura de tener lesiones o dolores lumbares, tener mucho cuidado con todos las posturas que incluyen estiramiento hacia atrás. También, no es recomendable para personas con problemas cervicales o de cuello. De tener problemas de rodillas, es aconsejable agregar unas mantas dobladas debajo de las rodillas o usar un *mat* grueso. Es siempre importante bajar los hombros y llevar el pecho delante en esta postura.

- Beneficios: Esta postura ayuda a confrontar los miedos, fortalece la flexibilidad física y mental. Trabaja la fuerza de las piernas, estira la columna y abre el pecho, favorece la irrigación sanguínea y la respiración toráxica.

Postura del *Bebé Feliz* (*Ananda Balasana*)

- Instrucciones paso a paso: Para un nivel inicial, esta postura es perfecta. Hay una memoria biológica asociada con ella y permite que rápidamente nos sintamos cómodos y a gusto al practicarla.

Si bien no es tan notorio el trabajo sobre la espalda como en la postura anterior, también se agrupa dentro de los *backbends* porque realiza un trabajo sobre las lumbares, pero inverso. Incluso, es recomendable la realización de esta postura luego de la anterior.

Recuéstate boca arriba sobre el *mat,* extendido con las piernas flexionadas y los pies apoyados. Respira acomodando tu espalda sobre el *mat* y exhala llevando tus piernas hacia el pecho. En la próxima inhalación, toma la parte externa de los pies con las manos y separa las rodillas.

Si puedes, alinea verticalmente el tobillo y la rodilla. Sostén la postura mientras inhalas y exhalas, con el cuello relajado. Tus rodillas deberán apuntar hacia tus axilas.

Para hacer la postura más divertida, puedes masajear tu espalda baja meciéndote suavemente de un lado a otro, respetando el ritmo natural de tu respiración.

Para aumentar la dificultad, puedes agarrar tus pies desde el arco interno. De esta manera, la apertura de piernas será mayor.

- Cuidados, recaudos, advertencias y precauciones: No realizarla de estar con dolor de cabeza. Si sabes que tu flexibilidad es limitada o sufres de alguna lesión que se vea comprometida en el movimiento antes descrito, es preferible pasar a otra posición o consultar con un médico sobre las precauciones necesarias para su realización. También es preferible para las personas de presión baja, evitar esta postura. Un calentamiento básico de movimientos suaves de articulaciones o una práctica de las posturas descritas en el capítulo anterior es recomendado como preparación.

- Beneficios: Relajar la mente, libera tensiones y produce felicidad. Destraba las caderas y estira la espalda baja. Calma el estrés acumulado y calma el dolor crónico en la pelvis. Eslogan las fibras profundas de los músculos de la cadera, por lo cual es recomendable para todos los momentos del embarazo, ya que prepara el cuerpo para el parto y crea un estado mental propicio para la conexión con el bebé.

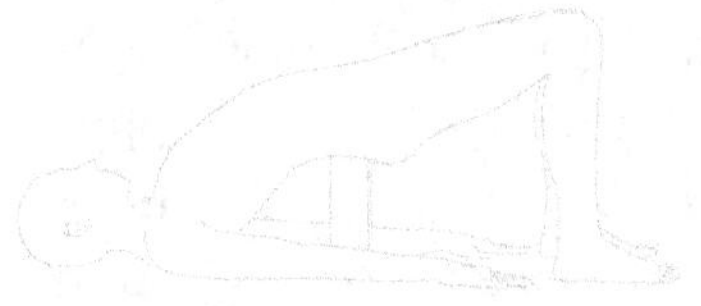

Postura del *Puente* (*Setu Bandha Sarvangasana*)

- Instrucciones paso a paso: Recuestate en el *mat* boca arriba. Apoya bien las nalgas. Ubica las piernas, los pies y las rodillas paralelas. Las rodillas flexionadas y abiertas el ancho de las caderas. Los pies apoyados sobre el *mat* también al mismo ancho.

Enraiza bien los pies, siéntelos sobre el *mat*. Apoya bien la espalda, la cabeza y los hombros. Los hombros descansan a los lados con las palmas sobre el *mat*.

Puedes llevar los pies más cerca de las caderas, pero siempre bien enraizados. Respira y presiona el *mat* con los pies. Poco a poco las caderas van subiendo. Mantén los omóplatos y los hombros presionados contra el suelo. Deja que tu espalda se arquee para acompañar la elevación de caderas.

Las palmas de las manos también se mantienen apoyadas a los lados. Respira. Exhala y desciende lentamente.

Si quieres aumentar la dificultad, puedes juntar las manos por debajo de la espalda.

- Cuidados, recaudos, advertencias y precauciones: Esta postura es de dificultad media y requiere precalentamiento. Si sabes que tu flexibilidad es limitada o sufres de alguna lesión que se vea comprometida en el movimiento antes descrito, es preferible pasar a otra posición o consultar con un médico sobre las precauciones necesarias para su realización. No es recomendable tener problemas cervicales o de cuello.
- Beneficios: Mejora la digestión y la irrigación de los órganos sexuales. Ayuda con los dolores de cabeza no contractuales y da fuerza a los músculos abdominales.

SIETE

POSTURAS PARA ENFRIAR

Para la mente occidental, que encuentra la práctica de los deportes de desgaste como algo más afín a su comprensión, podríamos equiparar las posturas para enfriar los estiramientos finales después de un entrenamiento, pero en el Yoga son mucho más.

Referimos a un momento de introspección, donde se lleva al cuerpo a la relajación posterior a la práctica. También ayudan a descender la temperatura corporal de manera segura, placentera y pacífica, y se propicia la reconexión con el ser superior que hay en cada uno.

Quizás son los momentos más íntimos de la práctica del Yoga, donde cuerpo, mente y espíritu se encuentran en mayor sintonía. Intenta acompañar estas posturas de un ambiente relajado. No las apures ni corras durante su práctica minimizando su importancia, son un momento de disfrute y, como todo momento de placer, saben mejor si se realizan con calma.

Postura del *Cadáver* (*Savasana*)

- Instrucciones paso a paso: Si bien todo el mundo tiene la capacidad física de realizar *Savasana*, es considerado por muchos maestros del Yoga como una de las posturas más difíciles porque implica una relajación general consciente. Por su dificultad física la consideramos una postura para enfriar y para realizar al finalizar la práctica, pero no te dejes engañar.

Esta postura implica un conocimiento y control total del cuerpo y de toda su musculatura, puede tomar años hacerla con la conciencia que demanda.

Recuéstate boca arriba en el *mat* con los pies algo separados entre sí y los brazos a los costados del cuerpo, algo separados del tronco. Deja las palmas de las manos relajadas hacia arriba y los dedos doblados ligeramente con naturalidad. La columna vertebral debe estar completamente apoyada en el *mat*, también la zona lumbar debe alinearse con el resto de la columna. Mantén la respiración abdominal.

La cabeza debe estar en la posición justa para facilitar la respiración y la relajación del cuerpo, a veces unos milímetros nos impiden alcanzar esa es actitud. Coloca la cabeza sobre el mismo plano que el resto del cuerpo, sin almohadones ni nada que la eleve por sobre el suelo. Mantén la boca cerrada sin tensiones en la mandíbula. Deja que tus párpados caigan semicerrados, con la mirada en el interior.

Concéntrate en tu respiración y quédate unos minutos así.

Es muy normal que resulte sumamente difícil mantener esta postura por varios minutos. El cuerpo empieza a picar o sentimos incomodidades fantasmas que no están ahí, es siempre la mente quien se resiste. Quédate todo lo que puedas antes de salir de la postura.

- Cuidados, recaudos, advertencias y precauciones: Esta postura no contiene dificultad física y no requiere precalentamiento, aunque el cuerpo y el estado se beneficia de haber realizado otras posturas previamente. Si sabes que tu flexibilidad es limitada o sufres de alguna lesión cervical o de rodilla que se vea comprometida en la postura descrita, opta por la realización de otra o consulta a tu médico por las indicaciones para realizarla. Un calentamiento básico de movimientos suaves de articulaciones puede ser incluido como preparación.
- Beneficios: Permite la reconexión del cuerpo con la emocional sin participación del ego, relaja los músculos y enfría el cuerpo. Cuando se realiza correctamente, crece la percepción del cuerpo al punto de poder sentir los pequeños impulsos nerviosos obteniendo un aflojamiento general. La mente toma una postura de espectador, que permite despertar la paz interior y *soltar* desde una posición consciente y presente.

Postura de *Paloma Reclinada* (*Supta Kapotasana*)

- Instrucciones paso a paso: Recuéstate en el *mat* boca arriba. Flexiona las rodillas y apoya las plantas de los pies. Cruza el tobillo derecho sobre la rodilla izquierda y apoya la mano en el muslo interno derecho, empujando suavemente.

Inhala y, al exhalar, empuja con la mano el muslo derecho. Si es suficientemente difícil para tí, permanece en esta postura unas respiraciones y luego repite del otro lado.

Para agregarle dificultad, entrecruza las manos por delante de la rodilla izquierda y acércala al pecho sin bajar el pie derecho. Respira en esta postura.

Otra opción posible es entrelazar las manos por debajo de la rodilla izquierda y extender la pierna hacia el cielo.

Repite con la otra pierna.

- Cuidados, recaudos, advertencias y precauciones: Si sabes que tu flexibilidad es limitada o sufres de alguna lesión de rodilla que se vea comprometida en la postura descrita, opta por la realización de otra o consulta a tu médico por las indicaciones para realizarla.

- Beneficios: Equilibra hígado y vesícula biliar, favorece el proceso digestivo. Genera una sensación de tranquilidad, liberando al cuerpo de emociones negativas como la ira y el enojo. Es una postura relajante, que abre las caderas y ayuda con los dolores de ciática.

Postura del *Bastón* (Dandasana)

- Instrucciones paso a paso: Así como *Tadasana*, *Dandasana* es una postura básica y de gran importancia para la realización de otras.

Para realizarla correctamente, debes sentarte en el *mat* de forma relajada. Concéntrate en tu respiración y luego acomoda el peso parejo en tus glúteos, estira las piernas hacia delante.

Las piernas deben estar rectas y juntas, sin despegarse del *mat*. Los dedos de los pies deben apuntar hacia ti. Deja tus manos descansar a tus costados, con las palmas apoyadas sobre la *mat*, con los dedos señalando en dirección a los pies.

Estira la espalda, asegúrate que esté recta y no estés

inclinado hacia un costado. Los hombros relajados, el cuello largo mientras mantienes las palmas apoyadas. Mantén la barbilla paralela al suelo, no lleves la mirada hacia arriba. Concéntrate en tu respiración y mantén la postura.

Para salir, recoge tus piernas y exhala.

- Cuidados, recaudos, advertencias y precauciones: No requiere calentamiento previo. Si sabes que tu flexibilidad es limitada o sufres de alguna lesión que se vea comprometida en la postura antes descrita, es preferible pasar a otra posición o consultar con un médico sobre las precauciones necesarias para su realización.
- Beneficios: Mejora la postura, estira la espalda y alivia dolores de lumbares. Es preparatoria para otras posturas y fortalece la concentración.

Postura del *Medio Pez* (*Ardha Matsyendrasana*)

- Instrucciones paso a paso: Podemos partir de la postura anterior.

Siéntate en el *mat* con las piernas estiradas al frente,

flexiona la rodilla izquierda y apoya la planta del pie izquierdo por sobre la rodilla derecha.

Abraza la pierna flexionada con el brazo opuesto sobre dicha pierna y lleva la mano del mismo lado detrás del cuerpo como apoyo en el *mat*. Al inhalar, alarga el cuerpo y abre el pecho. Al exhalar, torsiona suavemente más hacia el lado izquierdo. Torsionarás la columna y trabajarás el pecho.

Exhala y relaja.

Para aumentar la complejidad, puedes flexionar la pierna derecha por debajo de la izquierda. Mantén las nalgas y los isquiones o huesos pélvicos en el *mat*. Abraza nuevamente la pierna superior y torsiona.

- Cuidados, recaudos, advertencias y precauciones: No se recomienda realizar en caso de diarrea o malestar estomacal. Como toda postura que comprime el abdomen, no realizarla si se encuentra transitando un embarazo o en caso de haberse realizado alguna operación abdominal. Tampoco se recomienda su práctica de padecer dolencias o lesiones de rodillas o lumbar. Si sabes que tu flexibilidad es limitada o sufres de alguna lesión que se vea comprometida en el movimiento antes descrito, es preferible pasar a otra posición o consultar con un médico sobre las precauciones necesarias para su realización. Un calentamiento básico de movimientos suaves de articulaciones puede ser incluido como preparación.
- Beneficios: Brinda mayor flexibilidad a la

columna vertebral al girar cada vértebra en ambas direcciones. Estimula hígado y riñones. Mejora la digestión. Ayuda con los dolores menstruales y reduce la escoliosis. A nivel energético, renueva energías y brinda vitalidad.

Postura de *Sentarse en Ángulo* (*Upavistha Konasana*)

- Instrucciones paso a paso: Siéntate sobre el *mat* y estira las piernas hacia delante. Las piernas deben estar rectas y juntas, sin despegarse del *mat*. Los dedos de los pies deben apuntar hacia ti. Deja tus manos descansar a tus costados, con las palmas apoyadas sobre la mat, con los dedos señalando en dirección a los pies.

Permanece en la postura del *bastón* unas respiraciones. Luego, abre las piernas formando un ángulo de 90°. Dejando los talones fijos, gira las puntas de los pies hacia fuera. Apunta con los dedos de los pies hacia ti. Sentirás tensión en la parte interna de las piernas y los músculos cercanos a la tibia. Respira. Si te es muy incómodo, flexiona un poco las rodillas.

Respira profundamente e intenta agarrar con tus manos el dedo gordo de cada pie.

Exhala.

Si quieres agregarle más dificultad, mantén la espalda derecha e inclínate hacia adelante, buscando tocar el *mat* con la frente. Respira en la posición a la que llegaste.

- Cuidados, recaudos, advertencias y precauciones: Requiere calentamiento. No se recomienda realizar en caso de diarrea o malestar estomacal. Como toda postura que comprime el abdomen, adaptarla de estar transitando un embarazo o en caso de haberse realizado alguna operación abdominal. Tampoco se recomienda su práctica de padecer dolencias o lesiones de rodillas, isquiotibiales o lumbares. Si sabes que tu flexibilidad es limitada o sufres de alguna lesión que se vea comprometida en el movimiento antes descrito, es preferible pasar a otra posición o consultar con un médico sobre las precauciones necesarias para su realización. Si sufres lesiones en la espalda baja, siéntate sobre una manta doblada y mantén el torso vertical.
- Beneficios: Estira en profundidad la parte interna y posterior de las piernas. Eslogan las ingles y favorece la digestión y el tránsito intestinal. Calma la mente y produce relajación. Trabaja la humildad y el recogimiento.

Postura del *Dedo Gordo del Pie Recostado*
(*Supta Padangusthasana*)

- Instrucciones paso a paso: Si recién empiezas, puedes ayudarte con una manta doblada y el cinturón de una bata o una correa.

Inicia acostándome en el *mat* boca arriba con los pies separados entre sí y los brazos a los costados del cuerpo. Si tu cuello no está cómodo, puedes colocar la manta doblada a modo de pequeña almohada.

Deja las palmas de las manos relajadas hacia arriba y los dedos doblados ligeramente con naturalidad. La columna vertebral debe estar completamente apoyada en el *mat*, también la zona lumbar debe alinearse con el resto de la columna. Mantén la respiración abdominal. Dobla la rodilla izquierda y lleva el muslo hacia tu pecho. Abraza tu muslo izquierdo y presiónalo contra tu abdomen.

Presta atención a que tu pierna derecha permanezca bien estirada y presionada contra el *mat*.

Envuelve el cinturón o correa alrededor del arco del pie derecho y sujetala con ambas manos. Inhala, empuja el talón derecho hacia el techo y estira la rodilla, poniendo la pierna derecha extendida hacia el cielo con ayuda del cinturón.

Avanza con las manos a través de la correa hasta que los codos estén extendidos. Abre los omóplatos en la espalda y aleja las clavículas del pecho.

Sostén las manos lo más alto posible, agarra bien el cinturón y presiona los omóplatos hacia el suelo. Mantén la postura unos segundos. Respira.

Si buscas agregarle dificultad o mayor variedad a esta

postura, puedes dejar caer la pierna hacia el costado derecho. Baja despacio, sosteniéndola con el cinturón y ayudándote con la fuerza de los brazos hasta donde te sea posible. Mantén el ángulo de la cadera, no la bajes más cerca de la otra pierna.

Si te resulta muy difícil sostener la pierna en una posición cómoda, puedes colocar libros o una silla a tu derecha para apoyar el pie y sostener la postura.

Respira en la variación y vuelve a la postura con la pierna vertical antes de bajar al suelo en una exhalación.

Respira con ambas piernas apoyadas en el *mat* y repite del otro lado.

- Cuidados, recaudos, advertencias y precauciones: No se recomienda realizar en caso de diarrea o malestar estomacal. Como toda postura que comprime el abdomen, no realizarla si se encuentra embarazada o en caso de haberse realizado alguna operación abdominal. Tampoco se recomienda su práctica de padecer dolencias o lesiones de rodillas, dolor de cabeza o presión alta. Si sabes que tu flexibilidad es limitada o sufres de alguna lesión que se vea comprometida en el movimiento antes descrito, es preferible pasar a otra posición o consultar con un médico sobre las precauciones necesarias para su realización. La versión con la variación al costado puede ser muy demandante para personas con poca apertura de piernas, no es recomendable para personas con problemas de cadera.
- Beneficios: Excelente para piernas cansadas y

dolores menstruales. Estira y aporta flexibilidad a las caderas y la cara interna de los muslos. Fortalece las ingles, las rodillas y los cuádriceps. Ayuda a mejorar la digestión. Alivia el dolor de espalda y de ciática.

OCHO
SECUENCIAS DE YOGA

Las secuencias de Yoga cobraron notoriedad gracias a la gran difusión que tuvo y tiene el famoso *Saludo al Sol*. De hecho, casi toda persona interesada mínimamente en la práctica del Yoga ha escuchado hablar de él. ¡Y mucha gente que no hace Yoga ni nunca practicó, conoce de nombre el *Saludo al Sol*!

Esta secuencia es hermosa y genera bienestar en muchísimos aspectos de la vida, pero ¿qué son las secuencias de Yoga? Desde lejos, se ven como un intrincado baile o coreografía, pero son más que eso. Se trata de *Asanas* enlazadas para potenciar sus beneficios y trabajar cuerpo, mente y espíritu de manera integral.

Una buena secuencia eleva la práctica del Yoga, mientras que una mala secuencia puede llevarnos a lesionarnos o a alterar nuestras energías o chakras. Los *chakras* son centros de energía ("*prana*") que se ubican en nuestro cuerpo, son siete principales y regulan nuestro bienestar a nivel físico, emocional, mental y espiritual. El deterioro de los *chakras* ocurre cuando no estamos en armonía con nosotros mismos y nuestro entorno y es lo que lleva a la mayoría de las enfermedades del cuerpo y de la mente.

La práctica hogareña tiene la ventaja de poder enlazar *Asanas* de acuerdo a las necesidades individuales. Todos tenemos necesidades diferentes que incluso pueden variar de un día a otro, por lo cual cada secuencia privada debe irse adaptando a lo que la conexión del practicante con sus necesidades le pida. Ciclos biológicos, lunares y energéticos modifican nuestras necesidades y es importante escucharlos antes de lanzarnos a una práctica basada en expectativas y no en necesidades.

Sin embargo, esto puede resultar abrumador para el practicante principiante. Tantas opciones y variantes, hacen necesario tener una guía de cómo enlazar las secuencias.

Veamos juntos las más conocidas y prácticas. Y si en algún momento dudas, no estás seguro o quisieras hacer otro tipo de práctica, escucha tus necesidades pero nunca descartes el *Saludo al Sol*. Es como un vaso de agua para la práctica de Yoga, pueden beberse otras cosas también y el cuerpo puede avisar que tiene otras necesidades, pero siempre necesitará agua.

Saludo al Sol

Cómo te adelanté en la introducción, el *Saludo al Sol* —también llamado la *Saludación al Sol*— es una secuencia de Yoga sumamente conocida e importante que consta de doce movimientos o posturas repetidas varias veces una tras otra. Pone en acción toda la musculatura del cuerpo y sirve como calentamiento previo al inicio de la práctica de Yoga.

No es una oración, sino una serie de movimientos enlazados para crear una espléndida combinación de ejercicios.

Si solo practicas el *Saludo al Sol* a diario y no realizas otros ejercicios o *Asanas*, igualmente notarás beneficios.

Cómo dije anteriormente, puede ser usado como calentamiento, pero si uno no sólo está iniciándose en el Yoga sino en la práctica física, siempre es aconsejable hacer un calentamiento de movilidad muscular suave y relajado para reconectar con las necesidades del cuerpo, antes de intentar cualquier postura que exceda las costumbres físicas del día día.

Dentro de las ventajas y beneficios de esta secuencia se encuentra el hecho de que puede ser practicar en cualquier lado, aunque como cualquier práctica se verá beneficiada de hacerla en un ambiente agradable, bien ventilado y de preferencia en conexión con la naturaleza.

Muchos viajeros practicantes del Yoga lo realizan durante sus viajes, porque el estar viviendo una experiencia importante y transformadora no es razón para dejar de realizar esta secuencia. ¡Todo lo contrario! Puedes experimentar el *Saludo al Sol* como una forma de potenciar las capacidades y las experiencias.

Es una práctica que no toma más de 10 minutos por día y tiene una cantidad impresionante de beneficios. Sirve para mejorar el sistema digestivo, porque obliga al trabajo abdominal y eso fortalece los músculos de la zona. Además, al fortalecer los músculos y obligar al movimiento de los órganos, esta práctica milenaria elimina el estreñimiento y ayuda a fortalecer los músculos del abdomen. El *Saludo al Sol* oxigena la sangre porque trabaja la respiración y fortalece el corazón. Ayuda a mantener las manos y los pies calientes al mejorar la circulación, descomprime la columna y mejora la postura. ¡Y no solo eso! también ayuda a la eliminación de toxinas por la epidermis y mejora la musculatura de todo el cuerpo. Pero por sobre todo, fortalece el sistema inmunológico y mantiene un espíritu joven, porque aporta bienestar y longevidad.

Estos pasos no toman mucho tiempo. Un practicante riguroso podrá hacerlos en 20 segundos.

Al empezar hay que dominar el orden y realizar lenta y cuidadosamente cada movimiento para ir acostumbrando el cuerpo, luego se podrán hacer 15 *Saludos al Sol* en 5 minutos y después de 6 meses de práctica puedes llegar a 40 en 10 minutos.

Si bien tiene grandes beneficios para el sistema reproductivo, es aconsejable que las mujeres se abstengan de realizar el *Saludo al Sol* durante los primeros días de su ciclo menstrual y, después del tercer mes de embarazo, lo realicen con la autorización de su obstetra.

Existen variantes del *Saludo al Sol,* nosotros veremos la más conocida y apropiada para principiantes.

- **Saludo al Sol "A" (Surya Namaskar A)**

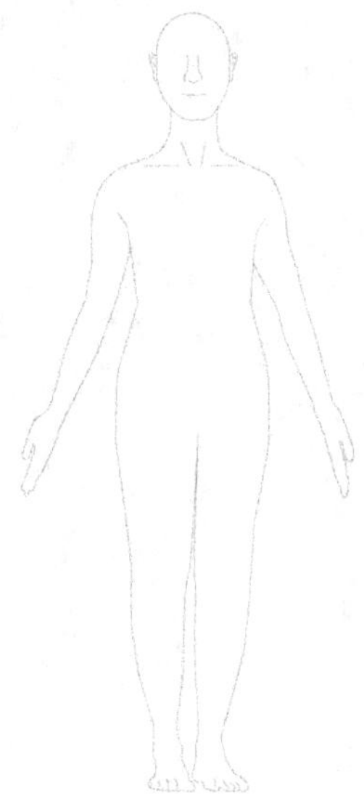

Inicia en **Tadasana**. Colócate de pie con el cuerpo erguido. Deja los pies juntos y los brazos a ambos lados de tu cuerpo. Los pies deben estar enraizados, separa los dedos para usar todos los puntos de apoyo. Reparte el peso de tu cuerpo de manera uniforme sobre ambos pies y presiona los dedos y talones contra el suelo. Contrae la zona lumbar, llevando la pelvis hacia adelante. Esto alargará la columna y retraerá el abdomen.

Extiende los brazos hacia el suelo con las manos activas, conscientes, y los dedos abiertos y separados pero sin tensión. Separa los brazos ligeramente del cuerpo y aleja los hombros de las orejas.

Aprieta las rodillas y contrae las caderas, mete el abdomen y expande el pecho. Inhala profundo, sin aflojar el abdomen y aguanta la respiración un momento. Fija la mirada en un punto y mantenla allí.

Exhala. Siente cómo todo tu cuerpo está activado.

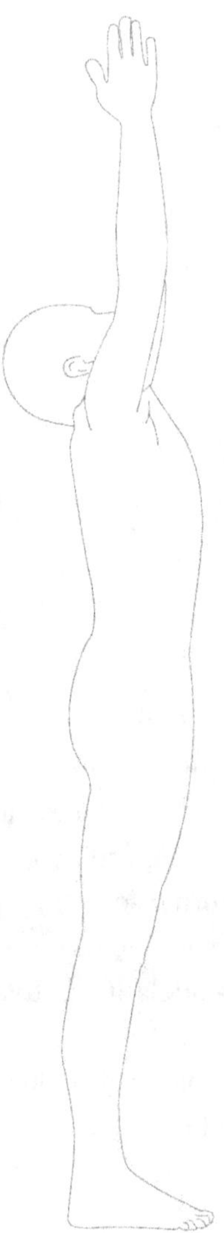

Ahora, pasa a ***Urdhva Hastasana***. Inhala y levanta los brazos extendidos hacia arriba. Trata de que las palmas se toquen por sobre tu cabeza y lleva las puntas de los dedos al cielo. Si para que tus manos se junten sobre tu cabeza debes doblar los codos, prueba extender las manos hacia arriba sin necesidad de que se toquen las palmas. Solo siente el alargamiento de todo tu cuerpo. Exhala. Relaja.

A continuación, desciende con las manos al suelo en **Uttanasana**. Expande el pecho y mantén los hombros lejos de las orejas. Flexiona el tronco del cuerpo hacia adelante, formando un ángulo de 90° con las piernas. La espalda debe permanecer recta, evita redondearla o arquearla. Mantén el cuello alineado con la espalda. El ombligo va hacia adentro y continúa descendiendo sin alterar las piernas. Recuerda que cuando inicies, es posible agregar un punto de apoyo como el respaldo de una silla para apoyar nuestras manos. Cuando resulte fácil bajar al respaldo, puedes usar el asiento de la silla para descender más y posteriormente prescindir de ella.

El ombligo va hacia adentro y continúa descendiendo sin alterar las piernas.

Al principio, permítete doblar suavemente las rodillas o usar apoyos más bajos como la silla, pero en la posición completa la alcanzarás al tocar el piso con la palma de las manos extendidas sobre el *mat*. Mientras consigues descender hasta el suelo, puedes apoyar tus manos en tus pantorrillas o en algún objeto más bajo que una silla e ir ampliando tu flexibilidad.

La posición final de las manos es paralelas a los pies, a los costados del cuerpo y con los dedos y la palmas extendidas sobre el piso.

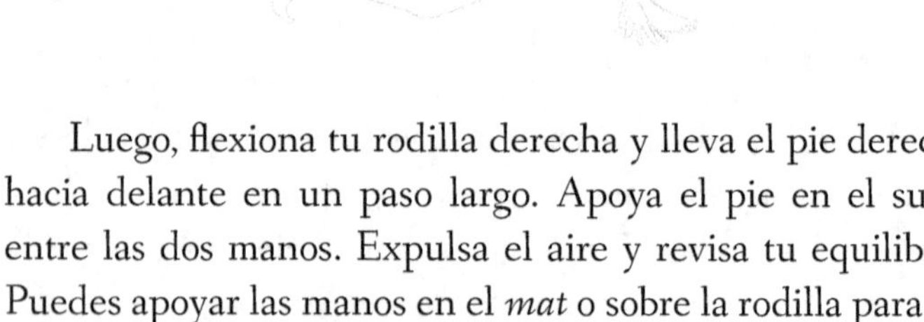

Luego, flexiona tu rodilla derecha y lleva el pie derecho hacia delante en un paso largo. Apoya el pie en el suelo entre las dos manos. Expulsa el aire y revisa tu equilibrio. Puedes apoyar las manos en el *mat* o sobre la rodilla para un nivel de más exigencia. Inhala. Presiona el empeine izquierdo y el pie derecho en el suelo. Esta postura es **Ashwa Sanchalanasana.**

De aquí, irás con el pie derecho hacia atrás hasta **Kumbhakasana**. Apoya las manos bien sobre el *mat* bien extendidas, con los dedos abiertos y el dedo corazón dirigido hacia adelante. Los codos y los hombros deben estar alineados con las muñecas. Las rodillas al ancho de las caderas.

Levanta el empeine del *mat*, trasladando el punto de apoyo a los dedos flexionados y los metatarsos. Luego lleva la otra pierna atrás y traslada el peso. Mantén los pies separados en el ancho de caderas.

Busca crear una línea una diagonal entre los talones, la pelvis y la cabeza. Respira tranquilamente, repartiendo el peso entre las manos y los pies. Los hombros deben estar relajados, un poco hacia atrás. El bajo vientre sujeto, intenta suavizar la lumbar manteniendo los abdominales firmes. Para proteger la zona lumbar, puedes hacer una suave basculación de la pelvis hacia adelante pero manteniendo la línea imaginaria diagonal entre los talones y la cabeza.

Mantén el apoyo en las manos abiertas y los metatarsos, desde la almohadilla del dedo gordo hasta la almohadilla del dedo pequeño.

De aquí, irás a **Ashtanga Namaskara**. Dobla los

codos dejándolos cerca del cuerpo, dobla las rodillas apoyándolas en el *mat*, apoya también el pecho y la barbilla. El abdomen y la pelvis no deben tocar el *mat*.

Luego irás a **Bhujangasana**. Desde los codos en el *mat*, coloca las palmas de las manos en el *mat* a la altura de las costillas, y presiona el *mat* con las manos y los antebrazos en el suelo, abriendo el pecho y echa la cabeza ligeramente hacia atrás. Inhala y eleva el esternón hacia adelante. No subas los hombros ni fuerces el cuello. Manteniendo los codos pegados al cuerpo. Revisa mantener los empeines de los pies presionados contra el suelo y los glúteos activos, presionando la cadera hacia abajo.

Despacio y sin dejar de tener nuestra atención en las necesidades del cuerpo, vas a ir despegando el pecho del *mat*. Al subir debes mantener la cadera y el pubis en contacto con el suelo. Si te sientes seguro, presiona con las manos. Los codos van pegados al cuerpo y los hombros lejos de las orejas. El pecho queda abierto, hacia adelante. La mirada al frente. Inhala arriba y exhala al bajar el torso y volver a estar en contacto con el *mat*.

La siguiente postura en la secuencia es ***Adho Mukha Svanasana***. Prepárate para elevar los glúteos y acercar los pies. Coloca el peso en los dedos de los pies y la palma de las manos y, en una exhalación, levantan las caderas hacia el cielo. El peso quedará en las manos y en los dedos de los pies, avanza un poco con los pies para que la extensión no sea tan grande.

Mantén el equilibrio presionando las manos firmemente contra el suelo desde los omóplatos. Las orejas deben permanecer alineadas con la parte superior del brazo.

Ahora, como un espejo del recorrido que ya hiciste, vuelve a ***Ashwa Sanchalanasana*** dando un paso hacia adelante en un paso extendido. Apoya el pie entre las dos manos. Respira.

Avanza con el otro pie y colócate en ***Uttanasana***, con las manos en el suelo y las piernas extendidas. Si no llegas a doblar tu cuerpo hasta tocar el piso, recuerda que puedes llevar las manos a una silla o flexionar levemente las rodillas.

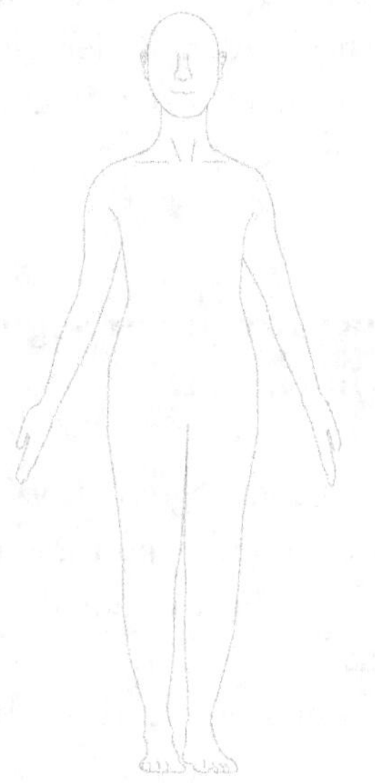

Luego, sube a una posición erguida y cierra volviendo a **Tadasana** con las manos al pecho como en oración.

Otras secuencias

Como habrás notado si eres principiante, el *Saludo al Sol* es una secuencia compleja y exigente. Una vez que lo domines, lo encontrarás revigorizado y práctico, pero al inicio no carece de dificultades.

Inicia de a poco, prueba una parte de la secuencia y ve ampliando tu rango. Presta atención a tu respiración y no temas hacerlo muy lentamente antes de ir ganando velocidad.

Pero las secuencias en Yoga no se agotan en el *Saludo al Sol*, aunque muchos lo consideramos una bella síntesis. Las secuencias pueden variar tanto como las escuelas, maestros y alumnos de Yoga existen.

Aquí algunas de mis recomendaciones para quienes se inician. Si modificar el orden se siente bien, ¡siéntete libre de hacerlo! Conforme te conectes, tu cuerpo te irá diciendo cuáles son sus necesidades.

- ## **Secuencia para ganar seguridad y levantar la energía**

Una secuencia para ganar seguridad y fortalecer el autoestima es la siguiente. Algunas posturas tienen un impacto fuerte en nuestro estado emocional. También conocida como la Secuencia del Guerrero, consiste en hacer de manera hilada el Guerrero I, II y III con transiciones fluidas.

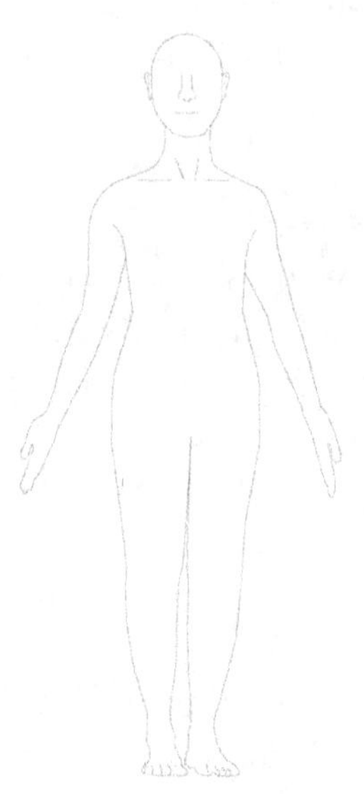

Inicia en **_Tadasana._** Colócate de pie con el cuerpo erguido. Deja los pies juntos y los brazos a ambos lados de tu cuerpo. Los pies deben estar enraizados, separa los dedos para usar todos los puntos de apoyo. Reparte el peso de tu cuerpo de manera uniforme sobre ambos pies y presiona los dedos y talones contra el suelo. Alinea tu cuerpo, respetando la curvatura natural de tu columna vertebral. Contrae la zona lumbar, llevando la pelvis hacia adelante y separando la caja torácica de la pelvis, esto alargará la columna y retraerá el abdomen. Extiende los brazos hacia el suelo con las manos activas, conscientes, y los dedos abiertos y separados pero sin tensión. Separa los brazos ligeramente del cuerpo y aleja los hombros de las orejas. Fija la mirada en un punto y mantenla allí.

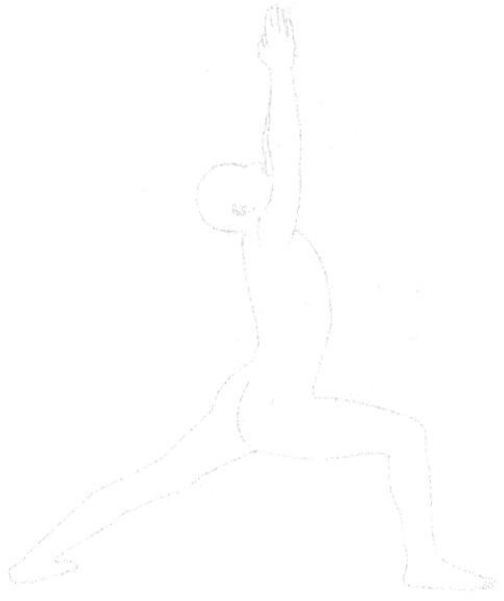

Exhala. Siente cómo todo tu cuerpo está activado y, ahora, vamos a entrar en **_Virabhadrasana I_**. Inhala y lleva el pie derecho atrás. Dependiendo del largo de tus piernas y de tu flexibilidad, podrás llevar la pierna más atrás.

Dobla la pierna de adelante, que la rodilla no se adelante del tobillo. Asegúrate que tus caderas apunten hacia adelante, puedes usar la dirección del *mat* como guía. Al principio, puedes no apoyar la totalidad del pie de atrás, pero en la postura completa el talón debe ir apoyado en el *mat* para dar dos puntos de apoyo perfectos.

Eleva los brazos hacia el cielo por arriba de la cabeza, relaja los hombros. Al principio, sube los brazos paralelos con las palmas mirándose, los dedos juntos y apuntando al cielo. Conforme vayas ganando equilibrio, junta las manos en oración por sobre tu cabeza sin tensar los hombros. No debes arquear la espalda, por lo que mantén la abertura torácica normal y relajada, sin tensionar ni forzar las costillas. La mirada puede ir al frente o hacia arriba, aunque recomiendo fijar la mirada en los pulgares de las manos. Quédate unas cinco respiraciones.

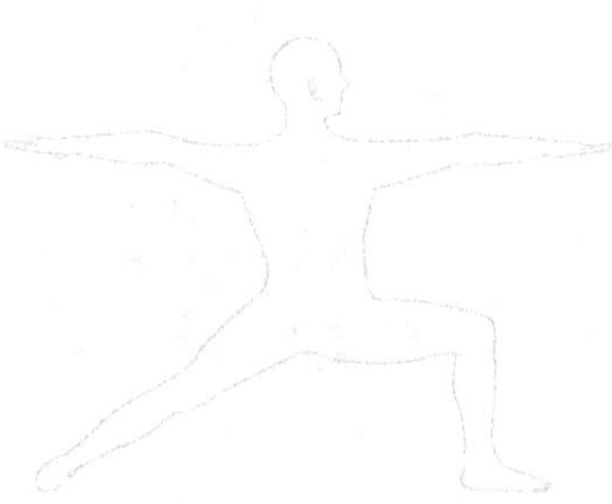

Para pasar a **_Virabhadrasana II_** gira tus caderas hacia el costado y baja los brazos a los costados a la altura de los hombros, relaja los hombros. Las palmas abiertas como punta de lanzas. La mirada hacia la mano de adelante. Permanece cinco respiraciones.

Para entrar a la postura del Guerrero III, vuelve a la postura de **_Virabhadrasana I_**. Asegúrate que tus caderas apunten hacia adelante. Eleva tus brazos, dirige el torso hacia adelante, desplaza tu peso hacia adelante y levanta la pierna de atrás, desplaza tus brazos hacia adelante y entra en **_Virabhadrasana I_**.

Si eres principiante o tienes dificultades para mantener el equilibrio, recuerda que puedes practicar **_Virabhadrasana III_** frente a una pared o al respaldo de una silla. Apoya las manos sobre la pared o el respaldo y busca en crear un ángulo recto entre tus brazos extendidos y tus piernas. Fíjate que la espalda esté derecha y los hombros y brazos no se cierren hacia el pecho. Aleja los hombros de las orejas. Si usaste una pared, cuando estés en esta postura, eleva tu pierna izquierda hasta formar una línea con tus brazos, tu espalda y tu pierna. Inhala por nariz y mantén la postura unas respiraciones. Luego exhala bajando la pierna.

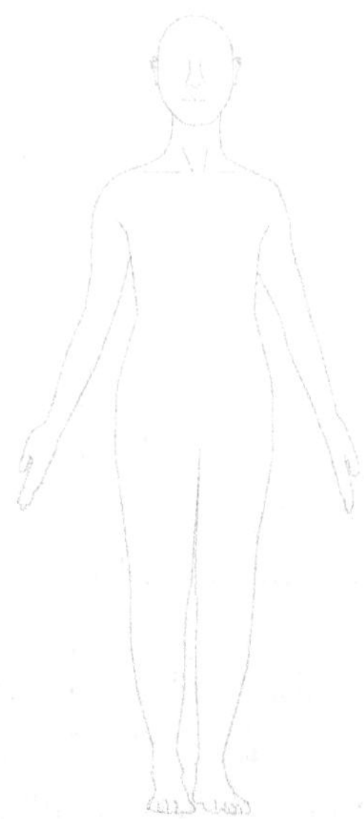

Permanece cinco respiraciones, luego regresa a *Tadasana* con el cuerpo erguido y los pies enraizados. Aprieta las rodillas y contrae las caderas, mete el abdomen y expande el pecho. Inhala profundo, sin aflojar el abdomen y aguanta la respiración un momento. Realiza cinco respiraciones profundas.

• **Secuencia para el dolor de espalda**

No realices esta secuencia en frío o de tener lesiones en la espalda, se trata de un estiramiento con cierta demanda física y debe realizarse con tranquilidad y consciencia. De tener alguna lesión o dolor recurrente, debes realizar cualquier postura de Yoga con el asesoramiento de un médico.

Inicia en la postura que llamaremos "de cuatro apoyos". También te servirá pensarla como una postura que forma una mesa con el cuerpo. Colócate en cuatro patas sobre el *mat*, las manos sobre el *mat* y a la anchura de los hombros, y las rodillas apoyadas sobre el *mat* a la altura y ancho de las caderas. Los pies con los empeines contra el *mat*. La columna debe estar relajada. El cuello relajado y la cabeza debe enfocar hacia abajo.

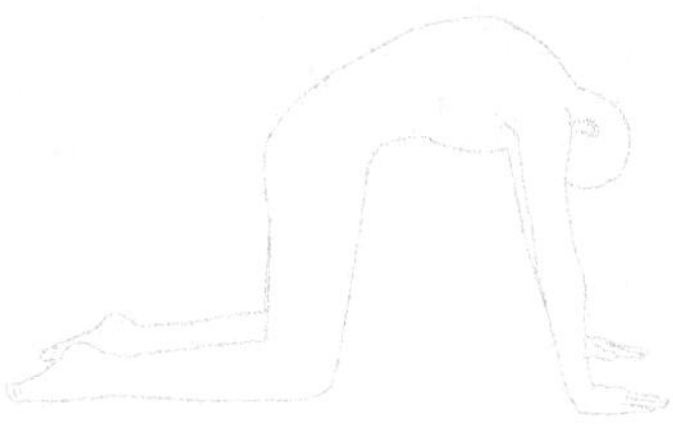

Luego, realizarás **Viralasana** arqueando la espalda como un gato hacia abajo y hacia arriba.

Traslada el peso a tus pies para entrar **Adho Mukha Svanasana.** Mantén las rodillas directamente debajo de la cadera y los hombros alineados con las muñecas. Coloca el peso en los dedos de los pies y en la palma de las manos y, en una exhalación, levantan las caderas hacia el cielo extendiendo las piernas. El peso quedará en las manos y en los dedos de los pies. Si al principio es difícil tener extendidas las rodillas y llevar el peso en los talones, relaja las rodillas y ve acomodando el peso hacia atrás lentamente.

Mantén el equilibrio presionando las manos firmemente contra el suelo desde los omóplatos. Las orejas deben permanecer alineadas con la parte superior del brazo.

Siéntate luego en el *mat* y pasa a ***Ardha Matsyendrasana***. Siéntate con las piernas estiradas al frente, flexiona la rodilla izquierda y apoya la planta del pie izquierdo por sobre la rodilla derecha. Abraza la pierna flexionada con el brazo opuesto sobre dicha pierna y lleva la mano del mismo lado detrás del cuerpo como apoyo en el *mat*. Al inhalar, alarga el cuerpo y abre el pecho. Al exhalar, torsiona suavemente más hacia el lado izquierdo. Torsionarás la columna y trabajarás el pecho.

Exhala y relaja. Para aumentar la complejidad, puedes flexionar la pierna derecha por debajo de la izquierda. Mantén las nalgas y los isquiones o huesos pélvicos en el *mat*. Abraza nuevamente la pierna superior y torsiona.

Realiza ***Ardha Matsyendrasana*** con la otra pierna.

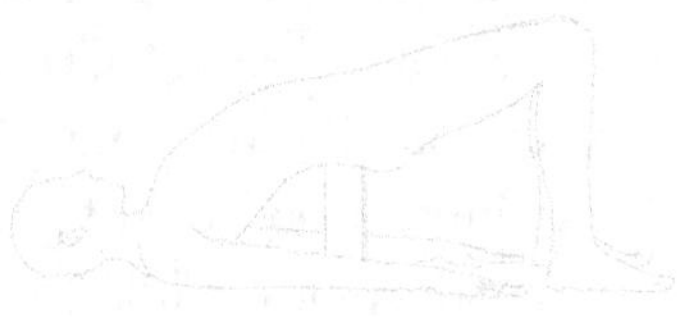

Luego recuéstate en el *mat* boca arriba para realizar **Setu Bandha Sarvangasana.** Apoya bien las nalgas. Ubica las piernas, los pies y las rodillas paralelas. Las rodillas flexionadas y abiertas el ancho de las caderas. Los pies apoyados sobre el *mat* también al mismo ancho. Enraiza bien los pies, siéntelos sobre el *mat.* Apoya bien la espalda, la cabeza y los hombros. Los hombros descansan a los lados con las palmas sobre el *mat.* Puedes llevar los pies más cerca de las caderas, pero siempre bien enraizados. Respira y presiona el *mat* con los pies. Poco a poco las caderas van subiendo. Mantén los omóplatos y los hombros presionados contra el suelo. Deja que tu espalda se arquee para acompañar la elevación de caderas.

Las palmas de las manos también se mantienen apoyadas a los lados. Respira. Exhala y desciende lentamente.

Si quieres aumentar la dificultad, puedes juntar las manos por debajo de la espalda.

A continuación, realiza **Ananda Balasana**. Respira acomodando tu espalda sobre el *mat*, baja hasta estar recostado boca arriba y exhala llevando tus piernas hacia el pecho. En la próxima inhalación, toma la parte externa de los pies con las manos y separa las rodillas.

Si puedes, alinea verticalmente el tobillo y la rodilla. Sostén la postura mientras inhalas y exhalas, con el cuello relajado. Tus rodillas deberán apuntar hacia tus axilas.

Masajear tu espalda baja meciéndote suavemente de un lado a otro, respetando el ritmo natural de tu respiración y, para aumentar la dificultad, puedes agarrar tus pies desde el arco interno. De esta manera, la apertura de piernas será mayor.

Antes de finalizar, irás a **Balasana**. Siéntate de rodillas sobre los talones y trata de acercar la cadera lo más que puedas hacia los talones. Si tienes dificultades para tomar esta posición, puedes sumar una toalla enrollada en la parte interior de tus rodillas para liberar presión.

Cuando estés sentado sobre tus talones, inhala y lleva los brazos hacia el cielo. Luego exhala y baja el torso, llevando las manos adelante lo más lejos que puedas sobre el *mat*. Apoya la frente sobre el suelo.

No permitas que tu cadera se separe de los talones, debes permanecer sentado de rodillas y con los glúteos apoyados en los talones. Inhala. Debes mantener el pecho pegado a las rodillas, los glúteos sobre los talones y la frente en el piso. Exhala y regresa a la posición de sentado.

Finaliza sentándote cómodamente en el *mat*.

- ## **Secuencia para embarazadas**

Si bien el Yoga para embarazadas viene cobrando fuerza en occidente hace muchos años, las variaciones en cuanto a necesidades de un trimestre a otro son enormes. El bebé crece y la mujer siente su centro de equilibrio cambiar conforme avanza el embarazo.

Por eso y para evitar compresiones al bebé, es importante adaptar la práctica a cada momento del embarazo y a las necesidades particulares de la madre y su hijo. Eso solo se logra con el acompañamiento de un maestro especializado y del equipo médico apropiado.

Igualmente, hay posturas que pueden dar grandes beneficios a la madre y al bebé, y son seguras. Aquí una secuencia básica para practicar en momentos donde se necesita claridad y tranquilidad.

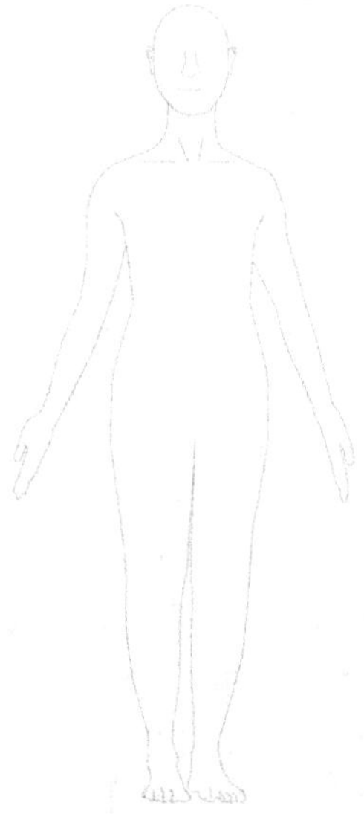

Inicia en **_Tadasana_**. Colócate de pie con el cuerpo erguido. Deja los pies juntos y los brazos a ambos lados de tu cuerpo. Los pies deben estar enraizados, separa los dedos para usar todos los puntos de apoyo. Reparte el peso de tu cuerpo de manera uniforme sobre ambos pies y presiona los dedos y talones contra el suelo. Alinea tu cuerpo, respetando la curvatura natural de tu columna vertebral. Contrae la zona lumbar, llevando la pelvis hacia adelante y separando la caja torácica de la pelvis, esto alargará la columna y retraerá el abdomen. Extiende los brazos hacia el suelo con las manos activas, conscientes, y los dedos abiertos y separados pero sin tensión. Separa los brazos ligeramente del cuerpo y aleja los hombros de las orejas. Fija la mirada en un punto y mantenla allí.

Exhala. Siente cómo todo tu cuerpo está activado y respira profundamente.

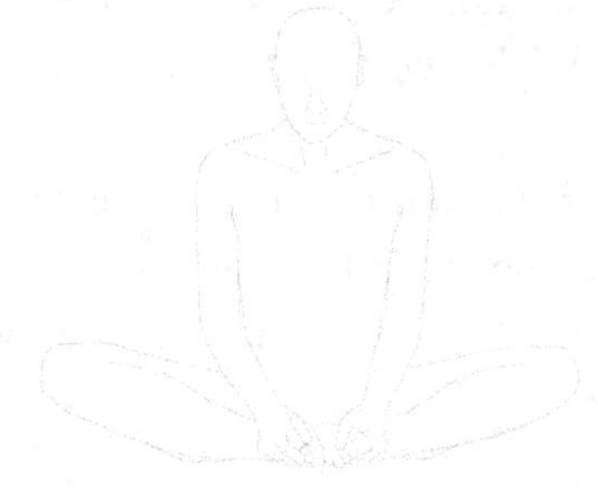

Ahora, vamos a entrar en ***Baddha Konasana***. Baja al *mat* y siéntate en posición recta con tus piernas extendidas hacia el frente, luego dobla las rodillas y coloca las plantas de los pies juntas, acercándolas al cuerpo. Lleva los talones cerca del periné. Relájate moviendo las rodillas hacia arriba y hacia abajo, como las alas de una mariposa.

Baja las rodillas tanto como puedas. Inhala por la nariz y exhala, mira hacia el frente. Así irás trabajando las caderas para preparar el trabajo de parto. Quédate todo lo posible respirando en esta postura.

También puedes realizar ***Savasana*** sin necesidad de mayores precauciones. Recuerda que, si bien parece una postura extremadamente fácil, la conciencia corporal que requiere la vuelve la más difícil de todo el *Hatha Yoga*.

Recuéstate boca arriba en el *mat* con los pies algo separados entre sí y los brazos a los costados del cuerpo, separados del tronco. Deja las palmas de las manos relajadas hacia arriba y los dedos doblados ligeramente con naturalidad. La columna vertebral debe estar completamente apoyada en el *mat*, también la zona lumbar debe alinearse con el resto de la columna. Mantén la respiración abdominal.

Este es buen momento para reconectar con todos los cambios que están ocurriendo en el cuerpo durante la gestación. La paz adquirida se trasladará al bebé y fortalecerá la relación madre-hijo.

NUEVE

MEDITACIÓN

Para finalizar y como adelanté cuando estábamos hablando de las diferentes ramas del árbol del Yoga, vamos a trabajar la meditación. La meditación es la perla del Yoga, refiere a alcanzar un nuevo estado de conciencia, libre de distracciones externas.

Por milenios muchas disciplinas propiciaron y trabajaron la meditación. Esta forma de unión con un plano más elevado permite dominar la mente, desplazar el ego y alcanzar un estado de conciencia plena.

La conciencia plena es bienestar, paz y amor. Se puede alcanzar ese estado de armonía total por medio de la meditación, pero así como las posturas del Yoga requieren el entrenamiento del cuerpo, la meditación requiere el entrenamiento y el silencio de la menta.

¡Y no es nada fácil silenciar la mente! Los pensamientos que normalmente exploramos en forma de palabras en nuestros pensamientos, nunca se silencian. Son un ruido constante que evitan que el *ego* (la autopercepción falsa que tenemos de nosotros mismos) se sienta solo en la vastedad del universo. Cuando —y si logramos silenciar la mente— logramos formar parte de esa gran vastedad universal.

Los pensamientos que nos protegen, también son los que nos impiden formar parte del todo y de la conciencia cósmica.

En la actualidad y con la gran cantidad de estímulos que tenemos constantemente, la idea de escuchar el silencio de la mente es cada vez más extraña, pero más necesaria. Son justamente esos parloteos constantes los que nos van mermando la salud física y psíquica.

Una persona común, incluso antes de desayunar, pudo haberse preocupado por tres pendientes del trabajo, la opinión de su pareja, la tarea de sus hijos, la mancha de humedad de una pared, lo que pasó hace cinco días con su jefe, la compra de los víveres de la semana, la posibilidad de morir joven por tener un dolor nuevo en el pecho, las clases de obediencia del perro, lo que leyó en redes sociales y lo que vio en televisión la noche anterior, ¿cómo no enfermarse cuando tragamos todos esos pensamientos con el estómago vacío?

La meditación permite limpiar. El silencio y la observación son purificadores.

No se trata de no pensar en esas cosas, sino de generar y elevarnos a un espacio de observación dónde esos problemas sean solo parloteos de la mente y no nos abrumen.

Esta contemplación ayuda a bajar el estrés, la ansiedad y la depresión, y no tiene porqué estar ligada a una religión. También ayuda a superar el continuo "juzgar" que solemos cargar sobre nuestras espaldas. El meditar es un acto liberador y actualmente se encuentra avalado por la medicina moderna como un ejercicio de poderosos efectos en el bienestar general.

La meditación también se usa para controlar el impacto

del dolor y fortalecer el sistema inmunológico, relajar el cuerpo y aumentar la atención de la mente. A nivel meramente físico, se ha comprobado que reduce en un 50% la posibilidad de sufrir un ataque cardíaco y aumentar la capacidad cerebral.

¿Cómo meditar?

Meditar no es una tarea fácil, sin embargo es algo que se encuentra al alcance de todos. Hay muchas formas de meditar. Existen meditaciones guiadas, donde una voz de nuestra confianza nos guía por el camino de la relajación y nos ancla a la situación de meditar, evitando que la mente divague. También, están las meditaciones libres, donde la persona *meditante* hace un recorrido personal y privado sin ayuda ni guía.

Como la meditación tiene más de 5000 años, existen infinidad de variantes y formas de alcanzarla. Están quienes meditan con música, quienes meditan en silencio o valiéndose de diferentes sonidos, hay personas que realizan rituales físicos e incluso bailan, muchas culturas crearon su forma de meditar y de alcanzar el estado de plenitud.

- **Meditación *Savasana***

Inicia con el cuerpo en *Savasana*. Recuéstate boca arriba en el *mat* con los pies algo separados entre sí y los brazos a los costados del cuerpo. Deja las palmas de las manos relajadas hacia arriba y los dedos doblados ligeramente con naturalidad. La columna vertebral debe estar completamente apoyada en el *mat*, también la zona lumbar debe alinearse con el resto de la columna. Mantén la respiración abdominal.

La cabeza debe estar en la posición justa para facilitar la respiración y la relajación del cuerpo, a veces unos milímetros nos impiden alcanzar esa es actitud. Coloca la cabeza sobre el mismo plano que el resto del cuerpo, sin almohadones ni nada que la eleve por sobre el suelo. Mantén la boca cerrada sin tensiones en la mandíbula. Deja que tus párpados caigan semicerrados, con la mirada en el interior.

Concéntrate en tu respiración. Como dijimos anteriormente, esta postura parece extremadamente sencilla pero su dificultad radica cuando la usamos para meditar y le pedimos a la mente que deje de perderse en pensamientos banales y el clásico y diario parloteo con el que nos entretiene y estresa todo el día.

Adopta esta postura, puedes acompañar la relajación con una música suave e instrumental, incluso con cuencos tibetanos, lo importante es la atención que le prestes a tus pensamientos más que el entorno. Aunque es necesaria cierta tranquilidad exterior.

Si la ropa o alguna parte del cuerpo te molesta apenas adoptes esta postura, no lo ignores. Opta por prendas más sueltas y cómodas, o ajusta tu cuerpo para encontrarte cómodo.

Mi recomendación es la utilización de una canción de la cual conozcamos la duración, como para no estar teniendo que prestarle atención al transcurso del tiempo ni cortar la meditación antes de que pasen unos cuantos minutos. Iniciar con 10 minutos sería lo ideal y, conforme nos sintamos más cómodos con este proceso de auto salvación, ir aumentando el tiempo.

También, si nunca meditaste y no estás seguro de cómo comenzar, una opción posible es grabar tu propia voz.

Puedes usar tu celular o algún dispositivo de grabación de preferencia y grabarte leyendo esta meditación. Hazle las modificaciones que consideres necesarias para sentirte cómodo, usa una voz lenta y pausada. No apures los procesos ni corras al leer. Saborea las palabras y trata de extractar su significado, para que cuando lo escuches, tu propia voz te sirva de ancla y no te dejes llevar por los parloteos de la mente.

Probablemente, te resulte más fácil esta atención activa si antes de intentar meditar realizaste una práctica completa de Yoga. Igualmente, es posible sólo meditar, pero un cuerpo reconectado con sus necesidades por la realización de la práctica, facilita el proceso.

Sea que grabes tu voz, alguien te lea esta meditación o la sigas de memoria, una vez que entres en ***Savasana,*** concéntrate en tu respiración.

Respira natural y normalmente, siempre por nariz, llevando el aire al abdomen y expandiendo la caja torácica. Convierte tu respiración en el centro de tu mundo, focaliza en ella tu atención.

Una vez que hayas encontrado tu ritmo de respiración, centra tu atención en tus pies. Revisa que se encuentren en la postura correcta, sin tensiones y relajados. Sube tu atención por las pantorrillas, esos músculos que ayudan a cargar todo el peso de tu cuerpo, permitirles liberarse de la tensión del día, y relájalos.

En las rodillas tienden a acumularse las tensiones producidas por los cuestionamientos a nuestro propio orgullo, sufren las consecuencias de no querer arrodillarnos frente a otros o incluso frente a nosotros mismos. Permite la relajación de las rodillas, libéralas de toda tensión. Relaja las rodillas.

Que la respiración siga siendo tu centro, ocupa tu

mente en la respiración y no en los pensamientos que busquen distraerla. El parloteo de la mente es una actividad del ego y, para poder ascender a otros estados de conciencia, necesitamos superar las barreras del ego.

Presta atención a tus muslos, a tu zona pélvica. La energía sexual se ubica en esa zona y, si no se focaliza correctamente y le permites su fluir, puede producir atascamientos energéticos.

Inhala sintiendo las tensiones de esa zona, exhala y siente cómo se liberan. Incluso, si sirve a tu concentración, puede visualizar la tensión como un color rojo ubicado en las diferentes partes de tu cuerpo y, al exhalar y liberarla, visualizar ese color rojo saliendo de tu cuerpo, expedido por tus pulmones. Visualiza el color rojo saliendo, desvaneciéndose en el aire, y la parte de tu cuerpo que antes lo alojaba ahora se torna de un azul brillante y hermoso.

Poco a poco, imagina cómo ese color azul va tomando los diferentes lugares que vas relajando. Las referencias de colores ayudan a ir focalizando la mente en el aquí y ahora, permitiendo que puedas estar presente.

Continúa visualizando tu abdomen, percibe las tensiones que se acumulan ahí. Dale forma de color rojo, siente tu abdomen subir y bajar con tu respiración. Inhala muy profundo, siente cómo se expande, siente tu medio llenarse de aire. Luego exhala deshaciendote de todo el color rojo y todas las tensiones que pueden haberse acumulado en tu abdomen y la zona de media de tu cuerpo.

Si la mente se va a otras preocupaciones, recuerda traerla y enfocar tu atención en tu respiración. Presta atención a tu pecho, al movimiento que haces al respirar. Siente cómo se expanden las costillas hacia los lados, la sensación del *mat* a tus espaldas.

Visualiza el color rojo y deja tu cuerpo con cada exhalación.

Luego repite lo mismo con tus hombros y tus brazos. No olvides prestar atención a tus manos y a los dedos. Relaja los hombros, relaja los brazos, relaja las manos, relaja los dedos.

Concéntrate en tu cuello, en tus cervicales. Inhala y exhala, liberando tensiones. Llega hasta tu rostro y libera tu cara de las tensiones del día, de las tensiones de presentarse ante el mundo, de las tensiones que le produce enfrentar las cosas y ser la cara de toda tu persona.

Relaja toda tu cabeza, tus ojos, tu nariz, tus oídos y tu boca. Cuando te encuentres cómodo y relajado, procura encontrarte en el silencio de tu mente.

El silencio te recibe, la comprensión te llega, la paz te pertenece y te conforma.

Meditación *Mantra*

La meditación con *mantras* también es una forma de liberar la mente y alcanzar la calma. Los *mantras* son sonidos o palabras que acompañan el proceso meditativo mientras protegen y guía a la mente en la exploración de nuevos estados de conciencia. La palabra *mantra*, proveniente del sánscrito y es la combinación de "*man*" (mente), y "*tra*" (liberación).

La meditación con visualizaciones e incluso la meditación guiada en base a un texto, pueden ser difícil de seguir, especialmente si no estás acostumbrado y meditas en soledad. Los *mantras* son una muy buena opción para facilitar la meditación.

Si bien los *mantras* más poderosos y difundidos tienen un trasfondo religioso, no es necesario ser practicante para poder utilizarlos. El poder de los sonidos trasciende las religiones y permite que creyentes y ateos mediten usando la misma técnica, ya que la meditación no es la adoración de una deidad, es la búsqueda de un estado de consciencia y del despertar.

También, si no te sientes cómodo utilizando estos sonidos milenarios, puede fabricar tus propios *mantras* en base a repetición de palabras que te generen bienestar y potencia en tu concentración. Por ejemplo, puedes recostarte en *Savasana,* llenar tus pulmones de aire en una inhalación profunda y exhalar con la frase "estoy bien" o "tranquilidad". Recuerda que es importante inhalar en profundidad, usando al máximo la capacidad, y exhalar estirando y alargando el sonido para sentir las vibraciones vocales producidas en el pecho y en el cuerpo.

Si decides elegir tu propio *mantra* y construir una frase o usar una palabra, selecciónala con cuidado. Evita usar frases con negaciones como "no reprobaré el examen" y reemplazalas por su versión en positivo como "aprobaré". Aunque el Yoga tradicional propicia el uso de los *mantras* originales, a veces resulta igualmente efectivo el acompañar la meditación de una frase personalizada y acorde a las circunstancias personales. Usa la misma frase durante toda la sesión de meditación y dedica un rato previo a su selección.

Ahora, si prefieres ir por una versión más tradicional y te moviliza la imagen del Yogui meditando y repitiendo "om" con una voz melodiosa, profunda y mística, ese y otros *mantras* pueden acompañarte en tu proceso meditativo.

La repetición de *mantras* además tiene el efecto de liberar la mente y fortalecer el espíritu, su repetición resulta sumamente relajante y terminan por silenciar los parloteos del ego de los que hablamos antes.

También, los *mantras* son unos grandes equilibradores

de los *chakras*, despiertan la sensibilidad del que lo repite y fomentan la liberación de la hormona de la felicidad. Además, la utilización rítmica de las cuerdas vocales en el recitar obliga a regular la respiración y fortalece los pulmones.

Algunos de los mantras más conocidos y recomendables para principiantes son los siguientes:

Mantra Om

Se escribe *"Om"* pero se pronuncia «AUM», la A y la U pronunciadas juntas en sánscrito y suenan OM. Es muy común terminar y hasta empezar las clases de Yoga con la repetición del *Om*, ya que para los hindúes es la vibración cósmica de la que se creó el universo y es un sonido sagrado.

Bien recitado consta de tres momentos. Con el sonido inicial, sentirás una vibración en el pecho. El segundo sonido vibra más en la garganta y suena como una "O" larga y prolongada, mientras que el sonido final es el más extenso y produce una vibración en la boca y en la cabeza. Intenta el recitado de este *mantra* al terminar tu práctica y como parte de tu meditación.

Cuando te hayas familiarizado con el recitado de *Om*, puedes empezar a contar las repeticiones. Algunas formas llegan al número sagrado de las 108 repeticiones, razón por la cual los *yapa mala* tienen 108 cuentas para poder seguir el número de repeticiones.

Mantra Om Ah Hum

Este *mantra* también contiene dentro de sí mismo la partícula sagrada de *Om* y se traduce como "yo soy".

Es un buen acompañante de las meditaciones,

ayudando a incrementar la concentración y es un mantra purificador. Inicia su recitado desde el *om*, sosteniendo los sonidos y dejando que las vibraciones del sonido atraviesen tu cuerpo y ayuden a abrir la mente y el espíritu.

Mantra Om Mani Padme Hum

Este *mantra* se ubica dentro de la corriente del budismo e invoca unión, sabiduría y compasión.

Om sigue siendo la partícula sagrada sobre la que se sustenta y se usa también para purificar, algo sumamente importante cuando inicias el camino Yogui o de cualquier meditación y autodescubrimiento. La unión absoluta con el universo que contiene este *mantra* y los sonidos que lo componen, pueden ser recitados desde una posición recostada o sentada.

Mantra Om Tare Tuttare

Si los otros *mantras* ayudan a encontrar paz, sabiduría y purificar, este es un *mantra* o para desbloquear obstáculos internos y superar adversidades.

Recita *Om Tare Tuttare* durante tus meditaciones cuando sientas una traba interior, puede ser un miedo a realizar una postura, a intentar algo en la vida o a cerrar una etapa. Este *mantra* proporciona fuerza interior, fomentando el coraje y la autoconfianza, dando fortaleza en la adversidad.

Mantra Ra Ma Da Sa

Este *mantra* es uno de mis preferidos y no podía faltar en esta lista, es un *mantra* de curación y funciona mejor de acompañarlo por una visualización como la que hicimos en la meditación de *Savasana*.

Recuéstate en *Savasana* y concéntrate en tu respiración. Al inhalar, visualiza el color rojo que representa la enfermedad o las dificultades que te aquejan. Al exhalar, recita el *mantra* estirando las vocales y sintiendo profunda y espiritualmente cada una de las vibraciones que los sonidos producen en tu cuerpo.

Inhala y siente el estado de tu cuerpo y tu espíritu, y exhala dejando salir el rojo, visualiza como el rojo es reemplazado por un verde vibrante y vital. Poco a poco y conforme vas recitando este poderoso *mantra*, ve pintando todo tu cuerpo de ese hermoso verde y ve desterrando el rojo.

Tómate el tiempo y las repeticiones que sean necesarias, pero nunca te apresures. Extiende bien las vocales, permitir es reverberar en tu caja torácica y en todo tu pecho, permite que el *mantra* sea como agua cristalina de manantial que limpia y purifica tu cuerpo y tu mente.

CONCLUSIÓN

El camino del Yoga es un camino en continuo avance, nunca se sabe muy poco y nunca se sabrá demasiado, por lo cual sólo queda seguir avanzando por este recorrido sin juzgarnos. Más que un camino, me atrevería a decir que es como el fluir de un río. Un río del que todos somos gotas avanzando hacia el mar.

Miro hacia atrás y siento que empecé ayer mi práctica, cuando han pasado décadas y espero tener décadas por delante que le pueda dedicar a la práctica de Yoga. El Yoga trajo tantas dichas a mí vida, que deseaba poder compartirlas. Gracias a esta práctica de manera habitual recuperé mi salud, encontré amigos, tuve maravillosos maestros y alumnos, y encontré una casa en cada lugar donde practique Yoga y siempre fui bienvenida.

Gracias por permitirme acompañarte en tus primeros pasos por este camino, espero hayas encontrado lo que buscas o aunque sea una puerta que te permita seguir avanzando a la siguiente etapa de tu vida que estás buscando. Este camino tiene muchos senderos, muchos posibles compañeros e infinidad de posibilidades, sinceramente espero haberte servido como puntapié inicial para lo que será un largo, provechoso y dichoso viaje.

Como dije en la introducción, no es casualidad que este libro haya caído en tus manos en este momento. No es casualidad que la práctica del Yoga te haya comenzado a interesar en este momento de tu vida. Cuando el alumno está listo, el maestro aparece.

Me hubiera gustado dedicarle más páginas a cada postura, lograr transmitir con estas simples palabras la emoción que producen y conllevan, pero sólo me queda esperar que las hayas intentado y experimentado personalmente.

Lo mismo ocurre con la meditación, es necesario experimentarla para poder entenderla.

Aunque este libro es breve y apunta a principiantes, siendo un libro solamente introductorio, pudimos acercarnos a qué es el Yoga y qué conlleva esta práctica milenaria. También te acompañe y asesore en tus primeros pasos, en la selección de los materiales y en la preparación física y mental para iniciarse en la práctica del Yoga. Recuerda que lo único que es absolutamente indispensable para la práctica del Yoga y que debe ser cuidado a toda costa, porque no existen reemplazos, es tu propio cuerpo. Así que sé gentil con lo que puede hacer y nunca dejes de valorarlo y de demostrar gratitud.

Partimos de las posturas más básicas y vimos los *asanas* esenciales, antes de avanzar a posturas de mayor complejidad. También te expliqué cuáles son las *asanas* más convenientes para iniciar una práctica, para que puedas empezar en cualquier momento en que te sientas listo y te pique el bichito de la necesidad de practicar Yoga. Hemos visto un calentamiento básico y genérico, que puede servir para deportes de bajo impacto, y dedicamos un capítulo entero a las posturas de pie, tan importantes para el que se está iniciando en la práctica del Yoga y tan beneficiosas en muchos sentidos.

En cada postura nos detuvimos en el paso a paso de su realización, desarrollé los beneficios para la salud física y mental que traen, y te detallé las advertencias y cuidados que debes tener para poder realizarlas sin lesionarte. Revalorizamos la unión, la armonía, la paz y el buen manejo del cuerpo. El Yoga se trata de forjar una conexión y no forzar un mandato de lo racional por sobre lo emocional.

Te introduje a las posturas de Yoga hacia atrás, con y sin la ayuda de soportes, dependiendo de tu flexibilidad preexistente y en cada capítulo pudimos adentrarnos y trabajar diferentes aspectos de la práctica de Yoga.

También tuvimos un capítulo de posturas para enfriar, que permiten cerrar una práctica de Yoga demandante, y trabajamos la postura más importante y complicada de todas que más adelante no sirvió para adentrarnos en la meditación.

Detallamos y fragmentamos para trabajar más fácilmente el famoso *Saludo al Sol*, adentrándonos en la construcción de secuencias de Yoga y en el trabajo focalizado en cuestiones particulares. Trabajamos una secuencia para la fortaleza, despertando el guerrero interno y empoderandonos, una secuencia específica para tratar el dolor de espalda y una introducción en las bondades del Yoga para embarazadas.

Dentro del capítulo final de meditaciones, nos adentramos en esta rama imprescindible de Yoga y vimos los diferentes tipos de meditaciones. Nos centramos en la meditación *Savasana*, ayudándonos con recursos de la meditación guiada para poder alcanzar el estado pleno con mayor facilidad. Después trabajamos *mantras* y sus efectos vibracionales en el cuerpo y te presente con mis *mantras* favoritos, los cuales me han acompañado y servido durante muchos años.

Te invito a que permitas que la experiencia de la lectura sea transformadora. No leas la postura sin intentarlas, no planees hacer las meditaciones sin nunca llevarlas a la práctica. Vive y experimenta el Yoga, disfruta sus innumerables beneficios y ten una vida plena a nivel físico, mental y espiritual.

Ese es mi más sincero deseo para ti.

Con todo mi amor,

namaste.

Lucía.

BIBLIOGRAFÍA

Fontcuberta, A. B. (1989). Hatha-yoga (7ma. ed.). Barcelona, España: Imprenta Juvenil, S.A.

Ramacharaka, Y. (1977). Raja Yoga (9na. ed.). Buenos Aires, Argentina: Colección Oriental, Ed. Kier.

Iyengar, B. K. S., & Abeleira, J. M. (2008). El árbol del yoga (Sabiduría Perenne) (Spanish Edition) (1ra. ed.). Buenos Aires, Argentina: Editorial Kairos.

Iyengar, B. (2020). Yoga: The Path to Holistic Health (First Edition ed.). Barcelona, España: DK.

Van Lysebeth, A. (1983). Aprendo Yoga (1er. ed.). Buenos Aires, Argentina: Editorial Pomaire.